Histamin-Intoleranz

Histamin-Intoleranz

Reinhart Jarisch

Unter Mitarbeit von

W. Hemmer, F. Wantke und M. Raithel

5 Abbildungen
28 Tabellen

1999
Georg Thieme Verlag
Stuttgart · New York

Die Deutsche Bibliothek – CIP-Einheitsaufnahme

Histamin-Intoleranz :
28 Tabellen / Reinhart Jarisch.
Unter Mitarb. von W. Hemmer ... –
Stuttgart ; New York : Thieme, 1999

Wichtiger Hinweis: Wie jede Wissenschaft ist die Medizin ständigen Entwicklungen unterworfen. Forschung und klinische Erfahrung erweitern unsere Erkenntnisse, insbesondere was Behandlung und medikamentöse Therapie anbelangt. Soweit in diesem Werk eine Dosierung oder eine Applikation erwähnt wird, darf der Leser zwar darauf vertrauen, daß Autoren, Herausgeber und Verlag große Sorgfalt darauf verwandt haben, daß diese Angabe dem **Wissensstand bei Fertigstellung des Werkes** entspricht.

Für Angaben über Dosierungsanweisungen und Applikationsformen kann vom Verlag jedoch keine Gewähr übernommen werden. **Jeder Benutzer ist angehalten,** durch sorgfältige Prüfung der Beipackzettel der verwendeten Präparate und gegebenenfalls nach Konsultation eines Spezialisten festzustellen, ob die dort gegebene Empfehlung für Dosierungen oder die Beachtung von Kontraindikationen gegenüber der Angabe in diesem Buch abweicht. Eine solche Prüfung ist besonders wichtig bei selten verwendeten Präparaten oder solchen, die neu auf den Markt gebracht worden sind. **Jede Dosierung oder Applikation erfolgt auf eigene Gefahr des Benutzers.** Autoren und Verlag appellieren an jeden Benutzer, ihm etwa auffallende Ungenauigkeiten dem Verlag mitzuteilen.

Rüdigerstraße 14
D-70469 Stuttgart

Printed in Germany

Grafik und Satz:
Die QUADRATUR Kommunikationsagentur Ges. m. b. H.
Gaudenzdorfer Gürtel 73/III/3/5
1120 Wien
Druck: Druckhaus Götz GmbH, Ludwigsburg
Buchbinder: F. W. Held, Rottenburg

ISBN 3-13-105381-X

2 3 4 5 6

Autorenverzeichnis

Herausgeber

Univ.-Doz. Dr. Reinhart Jarisch
Floridsdorfer Allergiezentrum
Franz-Jonas-Platz 8
A-1210 Wien

Mitarbeiter

Dr. Wolfgang Hemmer
Floridsdorfer Allergiezentrum
Franz-Jonas-Platz 8
A-1210 Wien

Dr. Felix Wantke
John Hopkins University,
Baltimore, USA
jetzt:
Wilhelminenspital der Stadt Wien
Lungenableilung
Montlearstraße 37
A-1171 Wien

Dr. Martin Raithel
Universität Erlangen-Nürnberg
1. Med. Abtlg.
Funktionelle Gewebediagnose
Krankenhausstraße 12
D-91054 Erlangen

Inhalt

Vorwort

Dieses Buch soll ganz bewußt kein neues Buch über Allergien sein, da diesbezüglich etliche ganz ausgezeichnete Werke vorliegen (1-7) Allerdings ist all diesen Büchern gemeinsam, daß die Histamin-Intoleranz fehlt, so dass mit dieser Broschüre die diesbezügliche Lücke zu schließen ein Anliegen war.

In diesem Zusammenhang möchte ich mich bei allen Patienten bedanken, durch deren Einblick in deren Krankengeschichte ich selbst viele neue Erkenntnisse gewonnen habe, die bei weiteren Patienten hilfreich zur Anwendung kommen konnten. Darüber hinaus haben die Vorträge und Kurse bei Diätassistentinnen durch den dabei stattgefundenen Feedback wertvolle Erkenntnisse gebracht. Nicht zuletzt möchte ich mich bei allen Kolleginnen und Kollegen für die Zuweisung von klassischen Histamin-intoleranten Patienten bedanken, deren Krankengeschichte zum Wissen über die Histamin-Intoleranz ganz wesentlich beigetragen hat.

„Nicht bedanken" möchte ich mich bei jenen Patienten, die in Buchhandlungen immer wieder nach dem Buch „Die histaminfreie Diät" gefragt haben, dieses kaufen wollten und, da dies noch nicht geschrieben, nicht erhalten haben. Letztlich hat deren Hartnäckigkeit bewirkt, daß ich mich dazu entschlossen habe, etwas zu tun, was ich nie wollte, nämlich ein Buch zu schreiben.

Sollten diese Informationen jedoch Patienten helfen ein beschwerdefreies bzw. beschwerdeärmeres Leben führen zu können, so hat sich die Mühe gelohnt.

Literatur:

1. Brüser E. Allergien. Das Immunsystem auf Abwegen. Stiftung Warentest, in Zusammenarbeit mit dem Verein für Konsumenteninformation Österreich. Berlin, Stiftung Warentest, 1998, 319 Seiten.
2. Heppt W, Renz H, Röcken M (Hrsg.). Allergologie. Berlin, Heidelberg, New York, Springer, 1998, 310 Seiten.
3. Jäger L, Wüthrich B. Nahrungsmittelallergien und -intoleranzen. Immunologie, Diagnostik, Therapie, Prophylaxe. Ulm, Stuttgart, Jena, Lübeck, Fischer, 1998, 268 Seiten.
4. Kleine-Tebbe J. Pollen, Milben und Co. Was tun bei Allergien? Stuttgart, Medpharm Scientific publishers, 1997, 136 Seiten.
5. Kofler H. Allergologische Testmethoden. In: Fritsch P. Dermatologie und Venerologie: Lehrbuch und Atlas. Berlin, Heidelberg, New York, Springer, 1998:105–115.
6. König W. Grundlagen und Mechanismen der allergischen Reaktion. Thieme Verlag 1994.
7. Wüthrich B. Nahrungsmittel und Allergie. Dustri Verlag, Dr. Karl Feistle 1996.

2. Einleitung

Kopfschmerzen werden meist der Halswirbelsäule oder dem Wetter zugeordnet. Aufwendige Untersuchungen, wie Röntgenbilder der Halswirbelsäule oder Computertomographie und Magnetresonanz, versuchen der Ursache auf den Grund zu gehen. Das heißt, wir leben immer noch im Zeitalter der Statik und nicht der Dynamik, das heißt, pathophysiologische Veränderungen werden einfach ignoriert. Mit dem Ergebnis, daß Patienten normale Befunde ausgestellt werden, obwohl sie krank/leidend sind.

Die verlegte Nase wird mit einer Deformation der Nasenscheidewand in Beziehung gebracht, obwohl 40% der Bevölkerung diese anatomische Variation haben, vielfach ohne Beschwerden anzugeben. Eine rinnende Nase wird einer Allergie zugeordnet, obwohl die Allergieteste negativ sind. Und dies obwohl allgemein bekannt ist, daß manchen Menschen bei Genuß von Wein „die Nase zugeht".

Asthma bronchiale kann „exogen" sein, also von außen kommend, also bedingt durch Hausstaubmilbe, Pollen, Tierepithelien, Schimmelpilze oder aber „endogen" sein, also von innen kommend, auch als intrinsisch bezeichnet, also ohne bekannte Ursache. Dabei ist vielen Patienten längst bekannt, daß Rotwein, aber auch Emmentalerkäse oder Thunfisch-Pizza, Atemnot auslösen können. Darüber hinaus gibt es Medikamente, die Hemmer der Diaminoxidase sind, also des Enzyms, das Histamin abbaut, die aber speziell in der Asthmatherapie eingesetzt werden. Dies obwohl allgemein bekannt ist, daß zum Nachweis von Asthma bronchiale die Provokation mit Histamin eingesetzt wird und dessen positives Ergebnis zur Diagnose von Asthma bronchiale verhilft.

Magenbeschwerden führen zur Gastroskopie und dem Nachweis des Bakteriums Helicobacter pylori, obwohl eine histaminfreie Diät hier schneller und billiger Klarheit schaffen könnte.

Herzrhythmusstörungen bei jungen Erwachsenen führen zu umfangreichen kardiologischen Untersuchungen, meist mit negativem Ergebnis und der Aussage: Es ist alles in Ordnung, obwohl der Patient weiß, daß dem nicht so ist.

Durchfälle und weicher Stuhl sind Anlaß für Darmröntgen und aufwendige Darmuntersuchungen, die an die Grenze der Peinlichkeit gehen, mit meist negativem Ergebnis, ohne daß daran gedacht wird, daß Nahrungsmittel-Unverträglichkeiten eine Rolle spielen könnten.

Auch Morbus Crohn-Patienten werden lieber medikamentös kontrol-

liert, als daß ihnen mit einer histaminfreien Diät geholfen würde.
Niedriger Blutdruck ist ein typisches Symptom der Histamin-Intoleranz, dennoch wird er meist als „gottgewollt" akzeptiert.
Darüber hinaus sind manche Medikamentenallergien in Wahrheit Histamin-Intoleranzen, und auch Patienten mit Neurodermitis können darunter leiden und von einer histaminfreien Diät profitieren.
Dieses Buch will keine neue Medizin erfinden, sondern eine Lücke der Medizin schließen, in der sich bisher die Alternativmedizin klinisch erfolglos, aber finanziell erfolgreich, breit gemacht hat.
Weiters will dieses Buch helfen, medizinische Vorgänge á la Hugo Portisch zu erklären und Dinge, die der Patient oft schon unbewußt weiß, so umzusetzen, daß sie einfach genützt werden können.

3. Histamin und biogene Amine

3.1 Histamin

Histamin ist eine einfache chemische Substanz mit einem Molekulargewicht von 111. Es ist seit dem Jahr 1911 bekannt und wurde damals im Mutterkorn entdeckt. Wie meistens in der Medizin basieren große Erfindungen auf Zufällen, Irrtümern oder Schlampereien. So auch hier, denn erst Jahre später fand man heraus, daß das damals untersuchte Mutterkorn offenbar durch Bakterien kontaminiert war und daß im Mutterkorn kein Histamin enthalten ist, daß allerdings Histamin das Produkt von Bakterien ist. Diese Erkenntnis ist insofern wichtig, als sie nahtlos auf Nahrungsmittel übertragbar ist. Das heißt, jene Nahrungsmittel, die einen Reifungsprozeß, bei denen Bakterien eine Rolle spielen, durchmachen, haben naturgemäß einen hohen Histamin-Gehalt. Um nun z.B. beim Rotwein im Rahmen der Gärung die Histaminproduktion gering zu halten, wurden in letzter Zeit gekühlte Bottiche verwendet, da das Bakterienwachstum mit höherer Temperatur schneller und bei niedrigerer Temperatur langsamer vor sich geht.
Histamin ist der wichtigste Mediator (Entzündungsstoff) bei allergischen Erkrankungen wie Rhinitis allergica (Heuschnupfen) und Asthma bronchiale. Darüber hinaus ist Histamin der klassische Auslöser einer Urticaria (Nesselausschlag) und spielt bei Medikamenten-Allergien bzw. -Unverträglichkeiten eine wichtige Rolle.
Histamin hat verschiedene physiologische (natürliche) Wirkungen,

diese sind Gefäßerweiterung und Kontraktur (Zusammenziehung) des Uterus (Gebärmutter).
Die unerwünschten Wirkungen betreffen Kopfschmerzen, verlegte bzw. rinnende Nase, Atemwegsobstruktionen bis zum Asthma bronchiale, Tachykardie (schneller Pulsschlag) sowie Extrasystolen (Extraschläge) bis zu massiveren Herzproblemen, weiters Magen-Darmbeschwerden, die zu weichem Stuhl bis Durchfällen führen können und niedriger Blutdruck (Hypotonie). Oft finden sich auch Schwellungen der Augenlider, gelegentlich auch urticarielle Exantheme (Nesselausschläge).
Histamin wird vom Menschen selbst produziert und in Blut- und Gewebszellen (basophilen Granulozyten bzw. Mastzellen) gelagert und steht zur sofortigen Freisetzung jederzeit zur Verfügung.
Darüber hinaus kann Histamin auch von außen in den Körper gelangen, einerseits durch Einatmen, wie es z. B. bei der Histamin-Provokation bei Patienten zur Abklärung eines Asthma bronchiale erfolgt, oder aber auf dem oralen Weg, also durch Essen und Trinken von histaminhältigen Speisen bzw. Getränken, wo es nach Resorption im Darm in die Blutbahn gelangt.
Histamin kann in die Haut injiziert werden, durch den sogenannten PRICK- oder Intradermaltest und führt hier klassischerweise zu einer Quaddelreaktion und einem Erythem ähnlich einem Gelsenstich. Die intravenöse Zufuhr von Histamin kann alle oben genannten Beschwerden auslösen, insbesondere gefürchtet sind rasende Kopfschmerzen, die vom Patienten so beschrieben werden, als würde es ihnen den Kopf zerreißen.
Während Histamin an der Haut zu relativ harmlosen Symptomen wie Juckreiz und Quaddelbildung führt, kann in die Blutbahn gelangtes Histamin tödliche Folgen haben. Eine wissenschaftliche Untersuchung von Sattler (1) soll dies erläutern. Er untersuchte zwei Gruppen von je 15 Schweinen, denen mittels Magensonde eine kleine Menge Alkohol und Emmentaler Käse zugeführt wurde. Eine Gruppe der Schweine erhielt vorher einen Hemmer der Diaminoxidase (histaminabbauendes Enzym). Die nichtvorbehandelte Gruppe von Schweinen vertrug den Alkohol und Emmentaler problemlos. Alle Schweine bei denen das histaminabbauende Enzym medikamentös blockiert war, kamen nach Aufnahme von Alkohol und Emmentaler in den anaphylaktischen

Schock, wobei drei Schweine verstarben. Nun wurde dieses Experiment wiederholt, die Schweine erhielten wieder einen Hemmer der DAO aber zusätzlich auch ein Gegenmittel in Form von Medikamenten, die den Histamin-Rezeptor blockieren können (Gabe von H1- und H2-Rezeptorenblockern). Nun wurde wieder eine kleine Menge von Alkohol und Emmentaler Käse zugeführt, und die histaminhältige Nahrung wurde problemlos vertragen.
Daraus kann man erkennen, daß nicht so sehr das Histamin alleine gefährlich ist, sondern insbesondere das Fehlen entsprechender Abbaumechanismen.
Verdorbenes Fleisch enthält große Mengen von Histamin, stark verdorbenes Fleisch nennt man Aas, welches von Tieren, wie z. B. Löwen, problemlos vertragen wird. Würden Menschen so etwas essen, würden sie unweigerlich sterben. Der Löwe verträgt diese Histamin-Aufnahme nur deshalb problemlos, da er über die entsprechende Menge des histaminabbauenden Enzyms verfügt. Hier drängt sich nun die Frage auf: Ist es möglich, die DAO im Menschen zu vermehren, um hier einen besonderen Schutz vor allergischen oder allergieähnlichen Erkrankungen zu bekommen?
Dafür gibt es ein natürliches Modell, nämlich die Schwangerschaft. Während der Schwangerschaft wird ab dem 3. Schwangerschaftsmonat in der Plazenta (Mutterkuchen) eine große Menge DAO produziert. Der physiologische Zweck dieser Maßnahme scheint darin zu liegen, den Uterus (Gebärmutter), der ja Histamin-sensibel ist, vor allfälligen Histamineinwirkungen, wie z. B. Aufnahme von histaminhältigen Speisen, während der Schwangerschaft zu schützen.
Um nun sicher zu gehen, daß der Fetus nicht vorzeitig abgeht, erfolgt eine Überproduktion an DAO, die den 100 bis 300-fachen Normalwert erreichen kann.
Dies führt einerseits zum Schutz des Uterus vor Histamineinwirkung und somit frühzeitigem Schwangerschaftsende, andererseits machen viele allergische Schwangere die Erfahrung, daß ab dem 3. Schwangerschaftsmonat allergische Erkrankungen wie Heuschnupfen und Asthma völlig verschwinden, um nach der Geburt und nach Ausstoßen der Nachgeburt wieder aufzutreten (siehe auch Kapitel Schwangerschaft und Allergie).

Literatur:

1. Sattler J, Lorenz W. Intestinal diamine oxidases and enteral-induced histaminosis: studies on three prognostic variables in an epidemiological model. J Neural Transm 1990;32 (Suppl):291–314.

3.2 Diaminoxidase (F. Wantke)

Histamin ist praktisch in jedem Nahrungsmittel enthalten. Histamin ist eine biologisch hochpotente Substanz, vor der sich der Körper wirksam schützen muß. Daher gibt es bereits im Darm die erste Barriere gegen Histamin. Die Zellen der Darmschleimhaut, die Enterozyten, produzieren und enthalten ein Enzym, das Histamin abbauen kann. Dieses Enzym heißt Diaminoxidase, hat ein Molekulargewicht von 90.000 kD und enthält Kupfer. Diaminoxidase ist hauptsächlich im Dünndarm, in der Leber, in den Nieren und im Blut in weißen Blutzellen zu finden. Bei Schwangeren wird Diaminoxidase zusätzlich in der Plazenta gebildet. Interessanterweise haben Schwangere etwa 500 bis 1000 mal höhere Blutdiaminoxidasespiegel als Nicht-Schwangere. Diaminoxidase wird kontinuierlich produziert und in das Darmlumen abgeschieden. Bei einem gesunden Menschen wird histaminreiche Nahrung daher bereits im Darm von Histamin weitgehend „befreit". Das verbleibende Histamin wird beim Durchtritt durch die Darmschleimhaut von der dort sitzenden Diaminoxidase abgebaut. Histamin wird zu Imidazolacetaldehyd und weiters zu Imidazolacetessigsäure zerlegt. Die Co-Faktoren der Diaminoxidase sind 6-Hydroxydopa und wahrscheinlich Pyridoxalphosphat, das Vitamin B6. Diaminoxidase ist ein empfindliches Enzym das von verschiedenen Substanzen wie anderen biogenen Aminen, Alkohol und seinem Abbauprodukt Acetaldehyd und verschiedenen Medikamenten gehemmt werden kann. Diaminoxidase ist bei entzündlichen Darmerkrankungen vermindert, wie in mehreren Studien nachgewiesen wurde.

Wie schon erwähnt, ist die Diaminoxidase des Darmes der erste Schutzmechanismus gegen Histamin in der Nahrung. Diaminoxidase schützt aber auch vor Histamin, welches von Darmbakterien physiologischerweise im Darm gebildet wird. Wird trotzdem Histamin über die Darmzellen aufgenommen, so wird es über die Blutbahn in die Leber transportiert. Dort wird Histamin über die N-Methyltransferase, dem zweiten, wichtigen histaminabbauenden Enzym des Körpers weiter abgebaut. N-Methyltransferase spaltet Histamin über N-Methylhistamin, N-Methylimidazolacetaldehyd in N-Methylimidazolacetessigsäure. Die Hauptaufgabe der N-Methyltransferase liegt im Abbau von Histamin, welches im Körper entsteht.

Bei Patienten, die Beschwerden nach Verzehr histaminreicher Nahrungsmittel haben, also bei Patienten mit „Histamin-Intoleranz", ist der Histaminabbau im Darm durch das Enzym Diaminoxidase höchstwahrscheinlich gestört.

Hier gibt es prinzipiell 2 Theorien. Zum einen ist vorstellbar, daß diese Patienten einen Mangel an Diaminoxidase haben, d.h., daß ihre Darmschleimhautzellen einfach deutlich weniger Diaminoxidase enthalten oder produzieren als gesunde Darmschleimhautzellen beschwerdefreier Vergleichspersonen. Zum anderen könnte es auch sein, daß die Diaminoxidase in einer inaktiven Form vorliegt und daher ihrer histaminabbauenden Funktion nicht nachkommen kann, und folglich ein Abbaudefizit entsteht. Das klassische Beispiel für ein Aktivitätsdefizit von Diaminoxidase ist die Hemmung der Diaminoxidase durch ein Medikament.

Es gibt mindestens drei Formen einer Histamin-Intoleranz auf der Basis einer verminderten Diaminoxidaseaktivität. Es gibt offensichtlich wenige Menschen, die einen angeborenen Diaminoxidasemangel haben und diesen auch nicht verlieren. Zweitens kann im Rahmen eines Infektes der Darmschleimhaut ein vorübergehender Diaminoxidasemangel auftreten. Nach Abheilen des Infektes normalisiert sich auch die Diaminoxidase. Drittens kann es exogen (= von außen) zu einer verminderten Diaminoxidaseaktivität im Rahmen der Gabe verschiedener diaminoxidasehemmender Substanzen kommen. Dazu gehören vorrangig Alkohol und sein Abbauprodukt Acetaldehyd, gewisse aminreiche Nahrungsmittel und, besonders wesentlich, eine Unzahl von Medikamenten.

Hervorzuheben ist, daß bei nicht ausreichendem Histaminabbau über die Diaminoxidase (= Zusammenbrechen der Darmbarriere gegen Histamin) auch das zweite histaminabbauende Enzym, N-Methyltransferase, in Mitleidenschaft gezogen wird. In dieser Situation hemmen nämlich Abbauprodukte von Histamin die N-Methyltransferase. Somit ist erklärbar, daß eine Hemmung der Diaminoxidase im Darm zu einer Entgleisung des Histaminstoffwechsels führen kann, besonders wenn mehrere histaminhaltige Nahrungsmittel konsumiert werden.

Bis heute ist kein Medikament bekannt, welches die Diaminoxidaseaktivität deutlich erhöht. Wenn Heparin injiziert wird, so kommt es zu einem vorübergehendem Anstieg der Diaminoxidase im Serum, da Diaminoxidase aus dem Darm ausgeschwemmt wird. Allerdings ist das weder eine realistische noch sinnvolle Behandlung. In erst kürzlich durchgeführten Untersuchungen konnte gezeigt werden, daß das Antihistaminikum Diphenhydramin die Diaminoxidaseaktivität um 20 % im Reagenzglas erhöhte.

Literatur:

1. Baenzinger NL, Mack P, Jong YJ, Dalemar LR, Perez N, Lindberg C, Wilhelm B, Haddock RC. An environmental regulated receptor for diamine oxidase modulates human endothelial cell/fibroblast histamine degradative uptake. J Biol Chem 1994;269:14892–14898.
2. Daniele B, Quaroni A. Polarized secretion of diamine oxidase by intestinal epithelial cells and its stimulation by heparin. Gastroenterology 1990;99:1675–1687.
3. Janes MS et al. A new redox cofactor in eukariotic enzymes: 6-hydroxydopa at the active site of bovine serum amine oxidase. Science 1990;284:981–987.
4. Maslinski C, Fogel WA. Catabolism of histamine. In: Uvnäs B (ed), Histamine and histamine antagonists. Berlin, Springer, 1991:165–189.
5. Sattler J, Häfner D, Klotter HJ, Lorenz W, Wagner PK. Food induced histaminosis as an epidemiological problem: plasma histamine elevation and haemodynamic alterations after oral histamine administration and blockade of diamine oxidase (DAO). Agents and Actions 1988;23:361–365.
6. Sattler J, Lorenz W, Kubo K, Schmal A, Sauer S, Lüben L. Food induced histaminosis under diamine oxidase (DAO) blockade in pigs: Further evidence of the key role of elevated plasma histamine levels as demonstrated by successful prophylaxis with antihistamines. Agents and Actions 1989;27:212–214.
7. Sessa A, Desiderio MA, Perin A. Effects of acute ethanol administration on diamine oxidase activity in the upper gastrointestinal tract of rat. Alcoholism Clin Exp Res 1984;8:185-190.
8. Sessa A, Perin A. Diamine oxidase in relation to diamine and polyamine metabolism. Agents and Actions 1994;43:69–77.
9. Tufvesson G, Tryding N. Determination of DAO-activity in normal human blood serum. Scand J Clin Lab Invest 1969;24:163–168.
10. Wantke F, Focke M, Hemmer W, Haglmüller T, Götz M, Jarisch R. The red wine maximization test: drinking histamine rich wine induces a transient increase of plasma diamine oxidase activity in healthy volunteers. Inflammation Research 1999;48:169–170.
11. Wantke F, Götz M, Jarisch R. The red wine provocation test: intolerance to histamine as a model for food intolerance. Allergy Proceedings 1994;15:27–32.
12. Wantke F, Hemmer W, Haglmüller T, Götz M, Jarisch R. Histamine in wine: bronchoconstriction after a double blind placebo controlled red wine provocation test. A case report. Int Arch Allergy Immunol 1996;110:397–400.
13. Wantke F, Proud D, Siekierski E, Kagey-Sobotka A. Daily variations of serum diamine oxidase and the influence of H1 and H2 blockers: a critical approach to routine diamine oxidase assessment. Inflammation Research 1998;47:396–400.

3.3 Histamin-Intoleranz

Unter Histamin-Intoleranz versteht man die Unverträglichkeit von mit der Nahrung aufgenommenem Histamin, deren Ursache ein Mangel des histaminabbauenden Enzyms Diaminoxidase (DAO) oder ein Mißverhältnis zwischen Histamin und der DAO ist.
Nach unseren bisherigen klinischen Erkenntnissen scheint die Histamin-Intoleranz nicht angeboren, also nicht genetisch bedingt, sondern ein vermutlich erworbenes Krankheitsbild zu sein.
Entsprechend den Daten einer französischen Studie, bei der 33.000 Personen nach Nahrungsmittel-Unverträglichkeiten befragt wurden, kann die Prävalenz der Histamin-Intoleranz mit knapp 1 % der Gesamt-Bevölkerung angenommen werden.
Da 80 % der erkrankten Patienten weiblichen Geschlechts sind und sich insbesondere in der Altersgruppe um 40 Jahre finden, liegt ein Zusammenhang mit der Abnahme von weiblichen Geschlechtshormonen nahe. Darüber hinaus gibt es Arzneimittel, die Hemmer der DAO sind und somit, wie unsere Erfahrungen zeigen, wochenlang das histaminabbauende Enzym blockieren können.

Um welche Krankheitsbilder geht es eigentlich:
Um anatomisch gesehen von oben nach unten zu beginnen, geht es um häufige Kopfschmerzen bis Migräne, verlegte bis rinnende Nase, Atemwegsbeschwerden bis zum Asthma bronchiale, Herzrhythmusstörungen im Sinne von Tachykardien bzw. Extrasystolen (schneller Pulsschlag bzw. unregelmäßiger Pulsschlag), Magen- und Darmbeschwerden, die zu weichem Stuhl bzw. Durchfällen führen können, chronisch niedrigen Blutdruck sowie Juckreiz und Quaddelbildung an der Haut. Darüber hinaus gibt es Hinweise, daß die Dysmenorrhoe, also Schmerzen am Beginn der Regel, Histamin-bedingt sein können.
Aus dem Gesagten ergibt sich, daß die Histamin-Intoleranz dann klinisch in den Vordergrund tritt, wenn der Organismus mit mehr Histamin belastet wird, als er gegenwärtig abbauen kann. Da es nur ein Histamin gibt, ist es für den Organismus somit unerheblich, aus welcher Quelle das Histamin kommt. Es kann einerseits aus dem Körper selbst kommen, also von Blut- oder Gewebszellen (basophilen Granulozyten bzw. Mastzellen), oder aber durch Nahrung aufgenommen werden. Darüber hinaus sind allergische Erkrankungen, wie Heuschnupfen und Asthma, Lieferanten von zuviel Histamin.

Da sich Histamin also addieren kann, ist es leicht verständlich, daß bei Überschreiten der individuellen Toleranzgrenze allergische oder allergieähnliche Symptome auftreten können.

Fallbericht:

So ist z. B. der Fall eines Patienten mit Heuschnupfen bekannt, der einen gewissen Weißwein während der Pollensaison nicht, aber nach Beendigung der Pollensaison sehr wohl verträgt. Daraus erklärt sich auch das Problem der Histamin-Intoleranz und dessen manchmal schwieriger Nachvollziehbarkeit für Patienten. Es kann durchaus sein, daß ein Patient Käse alleine oder Wein alleine verträgt, die Kombination dieser Speisen jedoch nicht. Erschwerend wirkt, daß die Nahrungsmittel, die biologische und somit nicht standardisierte Produkte sind, unterschiedliche Mengen von Histamin enthalten.

Histamin ist ein Vertreter der sogenannten biogenen Amine. Andere sind z. B. Putrescin, Cadaverin, Spermin, Spermidin, die allesamt in Nahrungsmitteln in unterschiedlichem Ausmaß vorkommen können und von dem histaminabbauenden Enzym DAO abgebaut werden. So kann es z. B. vorkommen, daß der Genuß einer Speise, die relativ geringe Mengen Histamin, aber eine größere Menge anderer biogene Amine enthält, dazu führt, daß DAO verbraucht wird, die dann für den Abbau von Histamin nicht mehr zur Verfügung steht.
Abgesehen von den oben beschriebenen Risikogruppen gibt es noch Patienten, bei denen eine sogenannte pollenassoziierte Nahrungsmittel-Allergie vorliegt. Also z. B. Patienten, die eine Birkenpollen-Allergie bei gleichzeitiger Unverträglichkeit von Äpfeln, Nüssen und Karotten haben. Diese Gruppe von Patienten hat statistisch gesehen ein erhöhtes Risiko, gleichzeitig Histamin-intolerant zu sein (1).
Darüber hinaus gibt es sogenannte Histamin-Liberatoren, also Speisen, die von sich aus unspezifisch Histamin freisetzen können, wie z. B. Erdbeeren, aber auch Zitrusfrüchte, die somit zu einer vermehrten Histaminfreisetzung führen, und es gibt Patienten, die aus Gründen, die bisher noch weitgehend unklar sind, bei verschiedenen Anlässen aus den Blut- und Gewebszellen, die Histamin enthalten, spontan große Mengen Histamin freisetzen können und somit eine allergieähnliche Symptomatik zeigen. Zu dieser Gruppe von Personen gehören

Menschen, die anamnestisch über eine Kontrastmittel-Unverträglichkeit berichten, aber auch Fischvergiftungen (Scromboid-Vergiftung) können diese Symptomatik als Ursache haben (2,3).
Das heißt, daß es Personen gibt, die teils verdorbene bzw. verdorbene Fische essen (deren Histamingehalt hoch ist) und aufgrund eines bislang noch unbekannten Stimulus (Auslöser) zusätzlich zur zugeführten Histamin-Menge aus dem Körper Histamin freisetzen, wodurch es zu einer gewaltigen Histaminkonzentration im Körper kommt, die zu lebensbedrohlichen Folgeerscheinungen, ja bis zu Todesfällen bei Patienten führen können.
Für den Patienten ist es nun relativ egal, ob die Ursache seiner allergischen Erkrankungen nun eine echte Allergie, eine unspezifische Histamin-Freisetzung oder eine Histamin-Abbaustörung ist.
Wichtig für den Patienten ist aber, daß rasch eine klare Diagnose gestellt wird, damit ein entsprechender Therapieansatz gefunden werden kann.
Da diese Diagnose oft kompliziert ist und mehrere Mechanismen zusammenspielen können, ergibt sich die Notwendigkeit einer genauen Kenntnis allergischer und Histamin-bedingter Reaktionen, die nur von Spezialisten (allergologisch tätigen Fachärzten) erbracht werden können.

Literatur:

1. Jarisch R, Beringer K, Hemmer W. Role of food allergy and food intolerance in recurrent urticaria. In: Wüthrich B (Hrsg.): The Atopy Syndrome in the Third Millenium. Curr Probl Dermatol, Basel, Karger, 1999;28:64–73.
2. Morrow JD, Margones GR, Rowland J, Roberts LJ. Evidence that histamine ist the causative toxin of scombroid-fish poisoning. N Engl J Med 1991;324:716–720.
3. Russell FE, Maretic Z. Scombroid poisoning: mini review with case histories. Toxicon 1986;24:967–973.

3.4 Diagnose der Histamin-Intoleranz

Es hat sich bewährt, bei Verdacht auf Histamin-Intoleranz dem Patienten folgende Fragen zu stellen.

1. *Häufiges Kopfweh oder Migräne?*
2. *Unverträglichkeit von Rotwein und anderen alkoholischen Getränken?*
3. *Unverträglichkeit von Hartkäse, haltbar gemachten Würsten, Tomaten bzw. Ketchup sowie Schokolade?*
4. *Magen- und Darmstörungen, inbesondere mit weichem Stuhl und Durchfällen über längere Zeit?*

5. Niedriger Blutdruck (Hypotonie)?
6. Herzprobleme im Sinne von erhöhtem Pulsschlag (Tachycardie) bzw. Herzrhythmusstörungen (unregelmäßiger Pulsschlag)?
7. Bei Frauen: Schmerzen am ersten Tag der Regel (Dysmenorrhoe)?

Sollte ein Patient auf zwei oder mehr dieser Fragen mit ja antworten können, so ist der klinische Verdacht einer Histamin-Abbaustörung gerechtfertigt. In diesem Fall sollte der Versuch einer Diagnose, das heißt eines Nachweises der Histamin-Intoleranz durchgeführt werden.
Die Histamin-Intoleranz bedeutet ein Ungleichgewicht zwischen Histamin und dem histaminabbauenden Enzym (Diaminoxidase). Das heißt, daß eine Histamin-Intoleranz vorliegt, wenn die Diaminoxidase vermindert ist (bei normalem Histamin-Spiegel) oder bei normaler Diaminoxidase ein erhöhter Histamin-Spiegel vorliegt. Im Extremfall kann es eine Kombination geben, das heißt, der Histamin-Spiegel ist zu hoch und die Diaminoxidase ist zu niedrig. Die schlimmste Konstellation ist jene, bei der bei dem Patienten eine echte Allergie und eine Histamin-Intoleranz vorliegen. Das heißt, im Rahmen der Allergie wird zuviel Histamin produziert, und im Rahmen der Histamin-Intoleranz kann dieses Histamin nicht abgebaut werden. Es ist dies eine ähnliche Situation, wie wenn man zuviel Müll produziert, und die Müllabfuhr kommt nicht. Die Katastrophe im Haushalt tritt prompt ein.
Die genaue Analyse einer Histamin-Intoleranz wird durch eine Blutabnahme, die vor Ort durchgeführt werden muß, erfolgen, das heißt, es werden der Histamin-Spiegel und der Diaminoxidase-Spiegel im Blut gemessen.

Darüber hinaus messen wir auch den Spiegel des Vitamin B6. Diesem wird eine Coenzym-Funktion für die Diaminoxidase zugesprochen. Die klassische Konstellation einer Histamin-Intoleranz besteht daher aus einem erhöhten Histamin-Spiegel sowie einem erniedrigten DAO- bzw. Vitamin B6-Spiegel.
Die klassische Konstellation findet man jedoch relativ selten. Oft sind nur einer oder zwei der beiden Parameter ins Pathologische (Krankhafte) verschoben, oder aber es liegen grenzwertig pathologische Werte vor. In diesem Fall wäre es sinnvoll, daß der Patient genau diese Nahrungsmittel zuführt, von denen er weiß, daß er sie nicht verträgt und im Anschluß daran die entsprechenden Blutuntersuchungen vorge-

nommen werden. Darüber hinaus kann bei Personen, bei denen der Verdacht auf erhöhte Histaminfreisetzung besteht, ein sogenannter Histamin-Releasetest durchgeführt werden, bei dem die Spontanfreisetzung von Histamin gemessen werden kann. Bei Personen mit der Anamnese einer Kontrastmittel-Unverträglichkeit, Unverträglichkeit von Erdbeeren und Zitrusfrüchten bzw. schweren anaphylaktischen Reaktionen, z. B. nach einem Insektenstich bei negativem oder grenzwertig negativem Hauttest und RAST (Bluttest zum Nachweis spezifischer IgE-Antikörper), kann im Histamin-Releasetest eine oft doppelt so hohe oder auch darüber hinaus gehende Histaminfreisetzung im Vergleich zu gesunden Patienten festgestellt werden.
Die Diagnose beruht somit auf einer typischen Anamnese, auf pathologischen Werten bei der Untersuchung des Histamins im Plasma, der DAO und des Vitamin B6-Spiegel sowie gegebenenfalls pathologischen Werten im Histamin-Releasetest. Die Diagnose kann erschwert sein, falls der Patient in letzter Zeit biogene Amine in der Nahrung gemieden hat und sich somit in einem Zustand befindet ähnlich dem des latenten Diabetikers, der bei Zuckerkarenz im nüchternen Blut normale Blutzuckerwerte aufweist.
Zur Diagnose der Histamin-Intoleranz ist naturgemäß die Kenntnis von Nahrungsmittel die Histamin, aber auch andere biogene Amine enthalten, notwendig. Wir haben daher eine Liste dieser Nahrungsmittel bzw. alkoholischen Getränke zusammengestellt, die einerseits dazu dient, Unverträglichkeiten von Nahrungsmittel entsprechend ihrer Ätiologie (Ursache) zuordnen zu können, andererseits die erste therapeutische Maßnahme beim Vorliegen einer Histamin-Intoleranz darstellt. Die Patienten erhalten ein entsprechendes Merkblatt und werden aufgefordert, diese Speisen versuchsweise einige Wochen lang striktest zu meiden.

3.5 Die Entstehung von Histamin (W. Hemmer u. F. Wantke)

Histamin, eine kleine stickstoffhaltige Substanz mit einem Molekulargewicht von 111, ist ein Vertreter der sogenannten „biogenen Amine“, einer Klasse von chemischen Verbindungen, die sowohl in tierischen als auch in pflanzlichen Geweben mannigfaltige biologische Wirkungen ausüben. Histamin wird auch im menschlichen Körper aktiv gebildet und ist an der Regulation verschiedener Körperfunktionen, wie etwa Magensaftsekretion, Zellwachstum und Zelldifferenzierung, beteiligt. Histamin spielt insbesondere beim Auftreten allergischer Reaktionen eine zentrale Rolle, indem es nach rascher Bindung an spezielle Rezeptoren (Histaminrezeptoren vom Typ 1 bzw. 2) eine Kontraktion der glatten Muskulatur (Darm, Lunge, Uterus), Erweiterung der Blutgefäße und ein Ausströmen von Blutplasma in das umliegende Gewebe (z.B. Haut, Schleimhaut) bedingt. Klinische Folgen sind Rötung, Juckreiz, Nesselausschlag (Urticaria), Schleimhautschwellung, Atembeschwerden und Blutdruckabfall.

Gelangt nun Histamin von außen, etwa über die Nahrung, in den Körper, so können unter bestimmten Bedingungen ebenfalls „allergieähnliche" Symptome ausgelöst werden. Fast alle Nahrungsmittel enthalten Histamin, wenngleich meistens in physiologisch unbedeutenden Mengen. Eine begrenzte Anzahl von Nahrungsmitteln weist allerdings mitunter gewaltige Histaminkonzentrationen auf, so daß, abhängig von der individuellen Toleranzschwelle, der Verzehr selbst verhältnismäßig geringer Mengen solcher Nahrungsmittel mit dem Auftreten von Intoleranzreaktionen verbunden sein kann. Die folgende Auflistung gibt einen groben Überblick über besonders histaminreiche Nahrungsmittel.

Fisch:	z.B. Thunfisch, Makrele, Sardellen
Käse:	z.B. Emmentaler, Camembert, Roquefort
Hartwurst:	z.B. Salami, Rohschinken
Gemüse:	z.B. Sauerkraut
Alkohol:	z.B. Rotwein, Weißwein, Bier

Ein bekanntes und anschauliches Beispiel für hohe Histaminproduktion in Pflanzen ist die Brennessel. Die stark juckenden Hautreaktionen, die durch Berührung der Pflanze hervorgerufen werden, werden von kleinen, die Haut penetrierenden Pflanzenhaaren ausgelöst, die stark histaminhaltig sind. Die Anzahl pflanzlicher Nahrungsmittel, die einen hohen natürlichen Gehalt an Histamin aufweisen, ist allerdings beschränkt. Für mitteleuropäische Ernährungsverhältnisse sind hier sicherlich Tomaten und deren Verarbeitungsprodukte (Ketchup!) an erster Stelle zu nennen. Daneben kommt auch Spinat eine gewisse Bedeutung zu. Die Mehrzahl der stark histaminbelasteten Nahrungsmittel haben keinen primären, d.h. keinen „natürlichen“ Gehalt an Histamin. Frische tierische Nahrungsmittel wie Frischfleisch, frischer Fisch, Eier oder Milch, enthalten nur unbedeutende Mengen an Histamin.

Wie kommt es also dazu, daß manche Lebensmittel letztendlich so viel Histamin enthalten?
Der Grund dafür ist, daß Histamin in diesen Nahrungsmitteln erst im Zuge der Weiterverarbeitung, Haltbarmachung und Reifung durch *Mikroorganismen* sowie durch natürliche Alterungsprozesse (Autolyse) entsteht. Ausgangsprodukt für Histamin ist die Aminosäure Histidin, ein Bestandteil praktisch aller tierischen und pflanzlichen Proteine. Durch einen einzigen chemischen Umwandlungsschritt (Decarboxylierung) entsteht aus Histidin Histamin. Es wird so auch ersichtlich, daß Histamin kein Lebensmittelzusatz ist, daß aber alle Lebensmittel, bei deren Erzeugung bzw. Reifung Mikroorganismen direkt oder indirekt beteiligt sind, in der Regel reich an Histamin sind. Zu diesen Nahrungsmitteln zählen einerseits alle vergorenen Nahrungsmittel, z.B. Milchprodukte (Käse!), Sauerkraut, Wein und Bier, Essig, Sojasauce, und andererseits Fleischprodukte, die mittels Trocknung von gesalzenem/geräuchertem rohem Fleisch hergestellt werden, z.B. Rohwürste wie Salami und Rohschinken. Bei letzteren sind Mikroorganismen (insbesondere Lactobazillen) wesentlich an Aromabildung und Haltbarmachung der Verzehrprodukte beteiligt.
Mit zunehmender Reifezeit und Lagerungsdauer steigt also naturgemäß der Histamingehalt in Nahrungsmitteln an, und es läßt sich als Faustregel festhalten, daß sehr lange gelagerte Produkte, die sogenannten Dauerprodukte, besonders viel Histamin enthalten. Daraus wird aber auch verständlich, daß die Histaminwerte eines bestimmten Nahrungsmittels beträchtlichen Schwankungen unterworfen sein können. Der Histamingehalt von Emmentaler aus dem Supermarktregal schwankt zwischen <0,1 mg/kg und 2.500 mg/kg (Tab. 1). Hier finden sich also einerseits makellose Käse mit kaum nachweisbaren Histaminmengen neben Histaminbomben mit 2.500 mg/kg Histamin, die keinesfalls mehr zum Verzehr empfohlen werden können.
Eklatant hohe Histaminwerte sind ein sicherer Hinweis für den kompletten Verderb des Lebensmittels. Begünstigend kann dabei von vornherein mangelhafte Hygiene bei der Lebensmittelverarbeitung sein oder die Verwendung ungünstiger Bakterien- oder Hefestämme.

Tabelle 1
Histamingehalte bei verschiedenen Proben von Emmentaler, Gouda, Cheddar und Tilsiter Käse. Beachten Sie die mitunter große Streubreite der Histaminwerte innerhalb einer Käsesorte (1–4)

	Histamingehalt in mg/kg
Emmentaler	
Probe 1	<0,1
Probe 2	25,0
Probe 3	66,0
Probe 4	110,0
Probe 5	215,0
Probe 6	235,0
Probe 7	307,0
Probe 8	438,6
Probe 9	555,0
Probe 10	2.500,0
Gouda	
Probe 1	29,5
Probe 2	41,0
Probe 3	54,0
Probe 4	180,0
Cheddar	
Probe 1	15,3
Probe 2	21,8
Probe 3	1.300,0
Tilsiter	
Probe 1	37,2
Probe 2	50,0
Probe 3	60,2

Nicht zu vernachlässigen ist auch der Frischegrad des Ausgangsproduktes sowie dessen Keimgehalt, z.B. der Keimgehalt der Milch bei der Käseherstellung. Rohmilchkäse etwa haben als Folge der natürlichen Mikroflora der Rohmilch meist höhere Histaminwerte als Käse, die aus pasteurisierter Milch hergestellt wurden. Vermutlich sind aber extrem hohe Histaminwerte meist Folge unsachgemäßer Aufbewahrung bzw. Nachreifung/Überreifung im Anschluß an die kontrollierte Produktreifung im Erzeugerbetrieb, sei es im Lebensmittelgeschäft oder im privaten Haushalt. Überdies kann auch in frisch zubereitetem, ursprünglich histaminfreiem Essen im Zuge anschließender Lagerung Histamin gebildet werden. Wiederholt aufgewärmte Mahlzeiten können daher ebenfalls eine Quelle von Histamin sein.

Besonders anfällig für raschen Verderb unter exzessiver Histaminbildung bei unsachgemäßer Lagerung sind Fische und Meeresfrüchte (Muscheln, Krebse, Tintenfische). Für manche Fische sind sehr hohe Histamingehalte berichtet worden (Thunfisch, Makrele, Sardellen, Mahi Mahi), und die typische „Fischvergiftung" ist wohl vielfach eine „Histaminvergiftung". Zum einen ist Fischfleisch sehr histidinreich, besitzt also jene Aminosäure, aus der Histamin gebildet wird, zum anderen ist gerade Fisch ein sehr leicht verderbliches Produkt. Ein besonderes Problem ergibt sich, wenn der Fisch in warmen Gewässern gefischt wird, wie das beim Thunfisch der Fall ist. Thunfisch ist bis über 100 kg schwer und lebt in warmen Gewässern. Wird der Fisch nicht sofort gekühlt oder weiterverarbeitet, können nach dem Fang Körpertemperaturen von 35 bis 40° C auftreten. Diese Temperaturen stellen ideale Wachstumsbedingungen für die Bakterien aus dem Fischdarm dar (die bei jedem Fisch natürlicherweise im Darm leben). Da Thunfischfleisch besonders reich an Histidin ist, können sich in kurzer Zeit enorme Histaminmengen durch bakterielle Aktivität bilden. Die nachstehende Tabelle veranschaulicht den Verderb von Fisch bei Zimmertemperatur.

Anstieg des Histamingehaltes bei Verderb:
Lagerung von Seehecht bei 4° C und bei 30° C (nach 3):

Lagerungstemperatur	4°C	30°C
Versuchsbeginn	2,4 mg/kg	<0,1 mg/kg
1.Tag	2,7 mg/kg	0,6 mg/kg
2.Tag	3,6 mg/kg	1,3 mg/kg
3.Tag	4,0 mg/kg	23,5 mg/kg

(Zwei verschiedene Fischproben, daher unterschiedliche Ausgangswerte)

Kontinuität der Kühlkette bzw. rasche Verarbeitung des Fanggutes sind daher unabdingbare Voraussetzungen für niedrige Histaminwerte. Der

beste Schutz gegen Histaminneubildung in Fischfleisch ist die sofortige Tiefkühlung, welche wirkungsvoller als die Konservierung ist.
Hier sollte auch gleich erwähnt werden, daß Histamin eine thermostabile Substanz ist, also weder durch Tiefkühlen noch durch Erhitzen (Backen, Braten, Kochen, Mikrowellen) zerstört werden kann. Grundsätzlich ist auch festzuhalten, daß der Histamingehalt „biologisch" hergestellter Nahrungsmittel prinzipiell nicht geringer ist als der industriell hergestellter. Die kontrollierten Hygienebedingungen sowie die Verwendung von Reinzuchthefen bzw. -bakterien in Großbetrieben vermindern vielmehr das Risiko unerwünschten mikrobiellen Wachstums und möglicherweise damit verbundener verstärkter Histaminproduktion.
Auch bei alkoholischen Getränken wie Wein entsteht Histamin erst im Rahmen der Vergärung. Weintrauben und frisch gepresster Traubensaft (Most) enthalten praktisch kein Histamin. Histamin wird erst durch spezielle Milchsäurebakterien während des sogenannten organischen Säureabbaues, der einen Schritt des Gärungsprozesses darstellt, gebildet. Histaminbildende Arten unter den am Säureabbau beteiligten Milchsäurebakterien (Pediococcus, Lactobacillus) gedeihen am besten, wenn der Wein relativ wenig Säure enthält oder der Säuregehalt schon gering ist. Ist der Wein sehr sauer, entsteht praktisch kein Histamin, da der Säureabbau dann vornehmlich über *Leuconostoc oenos* erfolgt, ein Bakterium, welches kein Histamin bildet. Der relativ geringe Säuregehalt von Weinen aus warmen (südlichen) Weinbaugebieten mag so grundsätzlich begünstigend für hohe Histaminbildung sein, während die hohen Säuregehalte von Weinen aus kalten Klimaten, kellereitechnische Kontrolle des Säureabbaues vorausgesetzt, theoretisch die Produktion histaminarmer Weine erleichtern. Da insbesondere Rotweine einem organischen Säureabbau unterzogen werden, enthalten diese im allgemeinen deutlich mehr Histamin als Weißweine. Begünstigend wirkt auch, daß,/ das späte Abpressen des Mostes bei der Rotweinherstellung eine stärkere natürliche Kontamination mit auf Fruchtschale und Stengeln lebenden Milchsäurebakterien ermöglicht. Sehr saure Weißweine enthalten mitunter praktisch kein Histamin. Hohe Histaminmengen können aber auch schon während der Hauptgärung als Folge sonstiger unerwünschter bakterieller Kontamination des Mostes entstehen.

Oft sind solche Weine aber wegen der dabei auftretenden Geschmacksfehler ohnehin wenig zum Genuß geeignet. Die skizzierten Umstände der Histaminentstehung in Wein machen auch die beobachteten Streubreiten der Meßwerte verständlich:

Rotweine	60–13.000 µg Histamin/ l
Dessertweine	80–400 µg Histamin/ l
Weißweine	3–120 µg Histamin/ l
Sekt/Champagner	15–670 µg Histamin/ l

Zusammenfassung:

- Frische Nahrungsmittel sind, von wenigen Ausnahmen abgesehen, histaminarm.
- Histamin ist ein Charakteristikum von mit Hilfe von Mikroorganismen hergestellten Nahrungsmitteln. Der Histamingehalt solcher Nahrungsmittel steigt mit Reife- und Lagerungsdauer.
- Histamin entsteht durch Bakterien. Erhöhte Histaminwerte sind daher oftmals ein Hygieneproblem.

Literatur:

1. Häberle M. Biogene Amine - Klinische und lebensmittelchemische Aspekte. Zentralbl Haut- und Geschlechtskrankheiten 1987;153:157–168.
2. Lembke A. Histamin, eine wenig beachtete Noxe in Nahrungs- und Genußmitteln. Milchwissenschaft 1978;33:614–616.
3. Pechanek U, Blaicher G, Pfannhauser W, Woidich H. Beitrag zur Untersuchung biogener Amine in Käse und Fischen. Z Lebensm Unters Forsch 1980;171:420–424.
4. Pechanek U, Woidich H, Pfannhauser W. Untersuchung über den Gehalt biogener Amine in vier Gruppen von Lebensmitteln des österreichischen Marktes. Z Lebensm Unters Forsch 1983;176:335–340.

3.6 Histamingehalt in Nahrungsmittel (W. Hemmer u. F. Wantke)

Alkoholische Getränke

Rotweine weisen unter den alkoholischen Getränken die höchsten Histaminwerte auf und werden auch am häufigsten als Auslöser von Symptomen genannt. Vereinzelt wurden Höchstwerte von 3 mg/l und darüber gemessen, die meisten österreichischen Rotweine liegen aber bedeutend niedriger zwischen etwa 0,1 und 0,5 mg/l. Die von uns untersuchten österreichischen Weißweine bewegten sich meist unter 0,1 mg/l, manche waren nahezu histaminfrei. Sekt enthält meist wenig Histamin, während französischer Champagner offensichtlich relativ große Mengen aufweisen kann. Rote Sekte enthalten, da sie ja aus Rotweinen hergestellt werden, vermutlich generell erheblich mehr Histamin als weiße Sekte, wenngleich darüber nur wenig konkrete Daten vorliegen. Süßweine (Auslesen, Portweine, Sherryweine, etc.) haben auf Grund der längeren Traubenreife und herstellungsbedingt tendenziell höhere Histamingehalte. (Tab. 2)

Unter den Bieren weisen obergärige Biere (Weizenbiere) höhere Histamingehalte als untergärige auf. Dies gilt speziell für hefetrübe Varianten, da diese noch das histaminreiche Hefegeläger enthalten. Auch alkoholfreie Biere enthalten Histamin. Ihr Histamingehalt entspricht größenordnungsmäßig etwa dem von normalen untergärigen Bieren, da sie grundsätzlich ähnlich vergoren und erst sekundär „entalkoholisiert" werden.

Über den Histamingehalt in Spirituosen ist wenig bekannt. In unserer klinischen Erfahrung werden Spirituosen relativ selten als Auslöser von Intoleranzerscheinungen genannt. Dies könnte darin begründet sein, daß diese Getränke in nur geringen Mengen genossen werden, oder liegt am grundsätzlich seltenen Konsum scharfer Getränke im vorwiegend weiblichen Krankengut. Auf Grund der Kleinheit des Histaminmoleküls - Histamin ist kaum 2 1/2 mal so schwer wie Ethylalkohol - ist jedenfalls anzunehmen, daß gewisse Mengen des im Destillationsgut mit Sicherheit enthaltenen Histamins in das Endprodukt übergehen.

Obwohl alkoholische Getränke im Vergleich zu Käse, Rohwürsten und belastetem Fisch recht geringe Histaminmengen aufweisen, werden sie am häufigsten als Auslöser von Beschwerden genannt. (Tab. 3)

Tabelle 2

Richtwerte für Histamingehalte in Wein, Sekt und Bier.

	Histamin µg/l
Rotwein	
Bordeaux Superieur 1989, F	2197
Chianti 1989, I	1929
Zweigelt 1990, Umathum, A	1170
Blauer Portugieser 1990, Winzer Krems, A	596
St.Laurent 1990, Winzer Krems, A	568
Zweigelt Kabinett 1990, Winzer Krems, A	413
Blauer Zweigelt 1989, Winzer Krems, A	375

	Histamin µg/l
Zweigelt 1991, Bauer, A	281
Zweigelt Exklusiv 1990, Diem, A	251
Cabernet Merlot 1988, Schlumberger, A	110
Pinot Noir 1987, Stiegelmar, A	101
Cuveé 1987, Stiegelmar, A	92
St.Laurent 1988, Stiegelmar, A	60
Weißwein	
Riesling 1989, Hauer Krems, A	120
Pinot gris 1990, Umathum, A	92
Pinot gris 1990, Umathum, A	70
Pinot cuveé 1989, Umathum, A	67
Langenloiser 1986, Bründelmayer, A	66
Pinot blanc 1990, Umathum, A	65
Riesling 1988, Rosenhügel, A	42
Chardonnay 1988, Jurtschitsch, A	35
Weißburgunder Spätlese 1985, Gols, A	31
Riesling 1989, Prager, A	28
Welschriesling 1990, Winzer Krems, A	28
Riesling 1989, Winzer Krems, A	22
Gewürztraminer 1988, Stürgkh, A	17
Grüner Veltliner 1987, Epp-Krottendorfer, A	10
Welschriesling 1991, Umathum, A	10
Meßwein 1991, Umathum, A	9
Grüner Veltliner 1989, Winzer Krems, A	9
Grüner Veltliner 1988, Bründelmayer, A	7
Langenloiser 1988, Bründelmayer, A	3
Roséwein	
Rosé 1988, Winzer Krems, A	61
Rosé 1990, Umathum, A	45
Schilcher 1989, Müller, A	15
Dessertwein	
Auslese Welschriesling/Pinot gris 1990, A	400
Beerenauslese 1989, Umathum, A	360
Weißburgunder, Umathum, A	80

	Histamin µg/l
Champagner, Sekt	
Pommery, F	670
MM Sekt	78
Henkel Brut	62
Hochriegl Alte Reserve, A	28
Schlumberger Sparkling, A	15
Bier	
Weizenbier hefetrüb, A	305
Weizenbier hefetrüb dunkel, A	117
Ottakringer Goldfassl, A	52
Schladminger, A	41
Puntigamer, A	35
Gösser Märzen, A	34
Zipfer Märzen, A	33
Kapsreiter Landbier, A	33
Budweiser, USA	28
Budweiser, CSFR	26
Egger leicht, A	25
Schwechater, A	24
Tsingtao, China	21
Alkoholfreies Bier	
Schloßgold	38
Birell	26
Clausthaler	24
Null Komma Josef	15

Tabelle 3
Stellenwert verschiedener Nahrungsmittel als Auslöser von Histaminintoleranz-Symptomen im eigenen Krankengut.

Nahrungsmittel	betroffen
1. Alkoholische Getränke, insgesamt davon Rotwein 49 % / Weißwein 47 % / Sekt 41 % Bier 31% / Spirituosen 23%	über 50 %
2. Käse, insgesamt davon Hartkäse (z.B. Emmentaler) 23 % Schimmelkäse 10 % / Butterkäse 5%	25 %
3. Schokolade	23 %
4. Salami u.a. Rohwürste	15 %
5. Nüsse	10–15 %
6. Tomaten, Ketchup	10 %
7. Erdbeeren, Zitrusfrüchte, Ananas, Kiwi (=Histaminliberatoren)	5–10 %
8. Sauerkraut	6 %
9. Spinat	6 %
10. Fisch	5 %
11. Essig	2 %

Die Gründe dafür sind vielfältig:
Erstens erfolgt die Histaminaufnahme aus Flüssigkeiten sehr viel rascher und „geballter" als aus fester Nahrung, wodurch es zu einer kurzen, aber intensiven örtlichen Belastung der Histaminabbaumechanismen in der Darmschleimhaut kommt. So konnte an gesunden Versuchspersonen gezeigt werden, daß die orale Provokation mit 2,5 mg Histamin (eine vergleichsweise geringe Histaminmenge) in flüssiger Form eine abrupte kurzfristige Aktivierung der Histaminabbaumechanismen in der Darmwand bedingt, wodurch sich nach 15 Minuten selbst im zirkulierenden Blut eine 3–4fach erhöhte Histaminabbaukapazität finden läßt.
Zusätzlich erhöht aber Alkohol per se die Durchlässigkeit der Darmwand, so daß Histamin – sei es aus dem alkoholischen Getränk selbst oder aus der gleichzeitig aufgenommenen Nahrung – verstärkt unmetabolisiert in den Blutkreislauf gelangen kann. Dies steht in Einklang mit der Beobachtung, daß insbesondere die gleichzeitige

Konsumation von Alkohol und histaminreichen Nahrungsmitteln (z.B. Käse + Rotwein) besonders häufig zu Beschwerden führt.
Drittens gibt es Untersuchungen, die nahelegen, daß Alkohol selbst (bzw. sein Abbauprodukt Acetaldehyd) eine Hemmung des histaminabbauenden Enzyms Diaminoxidase in der Darmschleimhaut bewirken. Dies hätte ebenfalls einen vermehrten Einstrom von Histamin in den Körper zur Folge. Viertens steht Alkohol (bzw. sein Metabolit Acetaldehyd) in Verdacht, als unspezifischer „Histaminliberator" direkt präformiertes Histamin aus bestimmten Blutzellen (basophile Granulozyten) und/oder (Schleim)hautzellen (Mastzellen) freisetzen zu können, wobei individuelle Unterschiede in der Empfindlichkeit gegenüber diesem Stimulus entscheidend für die Verträglichkeit/ Unverträglichkeit von Alkohol sind. Letztendlich muß auch erwähnt werden, daß Alkohol selbst gefäßerweiternd wirkt und so auch unmittelbar Symptome wie Gesichtsrötung, Hitzegefühl oder Kopfschmerz verursachen kann.

Käse

Während Frischmilch und Frischmilchprodukte wie Buttermilch, Joghurt, Rahm oder Frischkäsezubereitungen nur wenig Histamin enthalten, sind Käse mit mehrwöchiger Reifezeit fast immer in gewissem Ausmaß histaminbelastet. Käse ist deshalb neben alkoholischen Getränken der häufigste Auslöser von Beschwerden.
Herstellungs- und lagerungsbedingt kann der Histamingehalt selbst innerhalb ein und derselben Käsesorte stark schwanken, so daß man „unbedenkliche" von „bedenklichen" Käsesorten schwer trennen kann (Tab. 4,5). Grundsätzlich lassen sich aber Richtlinien erstellen, wie die Histaminaufnahme bei Nicht-Verzicht auf Käse in Grenzen gehalten werden kann:

- Vermeiden Sie grundsätzlich alle Käsesorten, die eine lange Reifezeit erfordern. Das sind in erster Linie Hartkäse wie Emmentaler, Bergkäse, Alpenkäse, Parmesan, und teilweise auch Cheddar.
- Vermeiden Sie lang gereifte Varianten ansonsten kurz reifender Schnittkäse, z.B. „alten" Gouda.
- Vermeiden Sie bei Schimmelkäse alle voll- und überreifen Stücke, z.B. halbflüssigen Camembert.
- Käse aus Rohmilch (d.h. aus nicht-pasteurisierter Milch) neigen auf

Grund der Rohmilchflora zu höheren Histamingehalten. Käse aus Rohmilch müssen als solche klar deklariert sein. Hierher gehören viele Hartkäsesorten und auch fast alle Ab-Hof-Käse.

- Nur gering belastet sind beispielsweise Butterkäse, Käse nach Holländer Art und Geheimratskäse. Diese Käse zeigen außerdem auch nur niedrige Gehalte an anderen biogenen Aminen.
- Für Schmelzkäse liegen keine Werte vor; da Schmelzkäse aber vorwiegend aus Emmentaler erzeugt werden, ist mit relativ hohen Histaminwerten zu rechnen.
- Topfen, Cottage Cheese und andere Frischkäseerzeugnisse sind weitgehend frei von Histamin.

Tabelle 4
Richtwerte für Histamingehalte in Milchprodukten.

	Histamin mg/kg	(Maximalwerte)
Milch, Joghurt		
pasteurisierte Milch	0,3–0,7	
Haltbarmilch	0,8	
Kondensmilch	1,2	
Joghurt	2,1	
Hartkäse		
Emmentaler	<10–500	(2500)
Bergkäse	<10–1200	
Parmesan	<10–580	
Cheddar	<10–60	(1300)
Blau- und Grünschimmelkäse		
Österr. Blau- u. Grünschimmelkäse	<10–80	
Stilton	150*	
Roquefort	2000*	
Schnittkäse		
Gouda	<10–200	(900)
Edamer	<10–150	(500)
Raclette	<10–150	
Stangenkäse	<10–150	
Fontina	<10–100	
Bierkäse	<10–80	

	Histamin mg/kg	(Maximalwerte)
Tilsiter	<10–60	
Käse nach Holländer Art	<10–60	
Mondseer	<10–30	
Monte Nero	19,2*	
Trappistenkäse	<10	
Geheimratskäse	<10	
Butterkäse	<10	
Weichkäse		
Camembert, Brie	<10–300	(600)
Schloßkäse	<10–100	
Romadur, Limburger	<10–70	
Harzer Käse	390*	
Sauermilchkäse		
Quargel	<10–50	(390)
Schafkäse	17,4*	

* Einzelmessungen

Tabelle 5

Häufigkeit und Ausmaß der Histaminbelastung in verschiedenen Käsetypen. Wie oft ist mit starker Histaminbelastung zu rechnen? 220 Stichproben österreichischer Käse wurden untersucht (zusammengestellt nach Daten aus Pechanek et al. 1983):

	Histaminbelastung			
	mäßig	stark	sehr stark	extrem stark
Histamin mg/kg	(<20)	(20–100)	(100–500)	(>500)
Hartkäse	10 %	25 %	35 %	30 %
Schnittkäse	70 %	20 %	7 %	3 %
Butterkäse	100 %			
Weißschimmelkäse	40 %	20 %	20 %	20 %
Blau-, Grünschimmelkäse	70 %	30 %		
Weichkäse m. Rotschmiere	50 %	40 %	10 %	
Quargel	75 %	25 %		

Pechanek et al., Z Lebensm Unters Forsch 1983;176:335–340.

Schokolade

Schokolade enthält kein Histamin, aber die anderen biogenen Amine Tyramin und Phenylethylamin. Diese Amine stammen aus dem Kakao. Zu berücksichtigen bei der Minimierung der Histaminaufnahme durch die Nahrung sind deshalb auch Kakaogetränke und natürlich Schokolade in diversen Süßspeisen (Torten, Kekse, Eis, etc.). Tyramin und Phenylethylamin, die z. T. auch in Käse, in Rohwürsten und verdorbenem Fleisch zu finden sind, werden speziell als Ursache von Migräne diskutiert.

Fleisch und Fleischprodukte

Frischfleisch enthält kein oder kaum Histamin. Rohwürste und Rohschinken werden durch Trocknung von rohem Fleisch, meist unter Zuhilfenahme von Salz (Pökelung) und Räucherung, hergestellt.
Mikroorganismen, allen voran Lactobazillen, spielen bei der spezifischen Aromabildung und Haltbarmachung dieser Produkte eine wesentliche Rolle. Rohwürste und Rohschinken dürfen erst nach einer gesetzlich festgelegten Mindestreifezeit in Verkehr gebracht werden. Im Zuge der Reifung kommt es auch in unterschiedlichem Ausmaß zur Anreicherung von biogenen Aminen. (Tab. 6)
Zu dieser Gruppe von Nahrungsmitteln zählen Rohwürste, z.B. Salami, Kantwurst (Plockwurst), Cervelatwurst, Knappseer, Landjäger und Mettwürste, sowie Rohschinken, z.B. Westfäler Schinken, Bündner Fleisch, Parmaschinken, Tiroler Speck, Hamburger Speck und Osso collo. Auch in Frischfleisch und Fleischprodukten, die zum alsbaldigen Verbrauch bestimmt sind, kann es bei unsachgemäßer oder zu langer Lagerung zum Verderb unter Histaminbildung kommen.

Tabelle 6

Richtwerte für Histamingehalte in Fleisch und Wurstwaren.

	Histamin mg/kg
Frischfleisch	
Rindfleisch, frisch	<2,5
Hühnerfleisch, frisch	<1
Faschiertes, frisch	<1
3-4 Tage alt	<1–8
Bratwurst roh, frisch	<1
5 Tage alt	1–6

	Histamin mg/kg
Rohwürste/Rohschinken	
Salami	<10–280
Cervelatwurst	<10–100
Knappseer	<10–100
Kantwurst	<10–50
Mettwurst 1.Woche	<1
2.Woche	<1–10
3.-4.Woche	<1–80
Osso collo	20–300
Westfäler Schinken	40–270
Graubündner Fleisch	6,6

Fisch- und Fischprodukte

Wie frisches Fleisch enthält auch frischer Fisch kaum biogene Amine, sein Fleisch neigt aber zu besonders raschem mikrobiellem Verderb unter reicher Histaminbildung. Bei sachgemäßer Verarbeitung ist Tiefkühlware und Konservenfisch kaum belastet, Messungen haben aber ergeben, daß zumindest vereinzelt mit erheblichen Histaminbelastungen zu rechnen ist. Dies kann Zeichen einer verzögerten Verarbeitung oder, bei Tiefkühlfisch, Unterbrechung der Kühlkette sein. Auf Grund des chemischen Aufbaues ihrer Muskulatur neigen Fische aus der Verwandtschaft der Makrelen (Makrele, Thunfisch, Bonito) zu besonders starker und schneller Histaminbildung. (Tab. 7)

Mit Histaminbelastung ist auch in manchen mittels Salzung (z.B. Matjesheringe) und/oder Räucherung (z.B. Bücklinge, Schillerlocken) konservierten Fischprodukten zu rechnen. Marinierter Fisch ist schon indirekt über den Histamingehalt vieler Marinaden (Essig!) mit Histamin belastet (z.B. Bismarckhering/Russen, Rollmops). Für „Meeresfrüchte" (Muscheln, Krebse/Krabben/Shrimps, Tintenfische) gilt sinngemäß das über Fisch Gesagte.

Für die Praxis hilfreich mag sein, daß bereits bei geringen, geschmacklich wahrnehmbaren Veränderungen bei Fisch und Meeresfrüchten mit einem erhöhten Gehalt an Histamin und anderen biogenen Aminen (insbesondere Putrescin und Cadaverin) zu rechnen ist.

Tabelle 7
Richtwerte für Histamingehalte in Fisch und Fischprodukten.

	Histamin mg/kg	(Maximalwerte)
Fisch		
Fisch, fangfrisch	0	
verdorben		bis 13000
Tiefkühlware	0–5	1500
Tiefkühlfisch, paniert	0–7	?
Fischprodukte		
Vollkonserven (Sardinen, Sardellen, Thunfisch)	0–35	1500
Makrelen geräuchert	0–300	?
Matjes, Bismarckheringe	0–10	?

Gemüse, Obst, Nüsse

Natürlich hohe Histamingehalte findet man in nur wenigen pflanzlichen Nahrungsmitteln. Histamin kann aber Bestandteil vergorener pflanzlicher Lebensmittel sein (z.B. Sauerkraut) oder wenn Nahrungsmittel zur Konservierung in Essigmarinaden eingelegt werden (z.B. Essiggurken, Mixed Pickles). (Tab.8)

Tabelle 8

	Histamin µg/l	(Maximalwerte)
Essig*		
Apfelessig	20	
Tafelessig	500	
Rotweinessig	4000	

* Werte in µg/l

	Histamin mg/kg	(Maximalwerte)
Gemüse		
Tomaten (Ketchup)	22	
Spinat	30-60	
Melanzani (Auberginen)	26	
Avocado	23	
Sauerkraut	10–200	

Andere biogene Amine in Nahrungsmitteln, Histaminliberatoren

Viele Nahrungsmittel enthalten noch andere, dem Histamin ähnliche Stoffe (sog. biogene Amine), die ebenfalls unerwünschte Reaktionen auslösen können. Zu diesen Stoffen zählen z.B. Tyramin, Putrescin, Phenylethylamin, Cadaverin, Spermin und Spermidin. Oft kommen diese Substanzen gemeinsam mit Histamin vor, da sie ebenso wie dieses Folge mikrobieller Aktivität sind. (Tab. 9) Manche Nahrungsmittel (z.B. Schokolade, Zitrusfrüchte) enthalten aber nur solch andere Amine und kein Histamin, können aber trotzdem manchmal Symptome auszulösen. Der Grund dafür liegt darin, daß manche dieser Amine (Tyramin, Serotonin) ähnlich wie Histamin direkt auf die Blutgefäße wirken können, während andere (Putrescin) vermutlich über die Behinderung des Histaminabbaues ihre Wirkung entfalten.
Von Cadaverin, Spermin und Spermidin ist bekannt, daß sie zumindest im Labor (Zellkultur) aus bestimmten histaminhaltigen Zellen Histamin freisetzen können, also als sogenannte Histaminliberatoren fungieren. Ihre Bedeutung für die Praxis ist aber noch unklar. Auch von etlichen anderen Nahrungsmittel wird angenommen, daß sie im Körper zur Ausschüttung von Histamin führen. Die bekanntesten unter ihnen sind Erdbeeren und Zitrusfrüchte. Die Praxis zeigt, daß histaminintolerante Menschen unerwartet oft eine Unverträglichkeit auch gegenüber derartigen Histaminliberatoren zeigen. Möglicherweise ist dies Folge der additiven Wirkung von exogenem Histamin aus der Nahrung und endogen freigesetztem Histamin. Bei der versuchsweisen Erprobung einer (hist)aminfreien Diät erscheint es daher sinnvoll, auch potentielle Histaminliberatoren vorübergehend aus dem Speisezettel zu streichen. (Tab. 10)

Tabelle 9

Obst, Gemüse und Nüsse mit hohem Gehalt an biogenen Aminen (Angaben jeweils in mg/kg).

Orangen Grapefrucht	(Putrescin 100–120), Glutaminsäure
Bananen	(Putrescin 33, Serotonin 77, Dopamin bis 650, Noradrenalin 100)
Ananas	(Serotonin 20–35)
Papaya	(Serotonin 10–20)

Himbeeren	(Tyramin 10–90)
Birnen	(Spermin 30, Spermidin 50)
Tomaten	(Putrescin 65)
Hülsenfrüchte	(Spermin 35–55, Spermidin 50–70)
Weizenkeime	(Putrescin 10–140, Cadaverin 20–230, Spermin 20–140, Spermidin 80–210)
Cashewnüsse	(Spermin 55, Spermidin 38)
Walnüsse	(Serotonin)

Tabelle 10

Nahrungsmittel, die in Verdacht stehen, im Körper unspezifisch Histamin freisetzen zu können (Histaminliberatoren):

Erdbeeren
Zitrusfrüchte
Tomaten
Meeresfrüchte
Ananas?
Kiwi?
Milch?
Zusatzstoffe in Nahrungsmitteln? (z.B.: Glutamat, Benzoate, Farbstoffe, Sulfite, Nitrit)

Literatur:

1. Ehlers I, Henz BM, Zuberbier T. Diagnostik pseudoallergischer Reaktionen der Haut durch Nahrungsmittel. In: Wüthrich B (Hrsg.). Nahrungsmittel und Allergie. München, Deisenhofen, Dustri, 1996:116–131.
2. Götz M, Wantke F, Focke M, Wolf-Abdolvahab S, Jarisch R. Histamin-Intoleranz und Diaminoxidasemangel. Allergologie 1996;9:394–398.
3. Götz M. Pseudoallergien sind Histamin-Intoleranzen. Wien Med Wochenschr 1996;146:426-430.
4. Jarisch R, Hemmer W. Biogene Amine als Ursache von Unverträglichkeitsreaktionen. In: G.Plewig, H.Wolff (eds.): Fortschritte der praktischen Dermatologie und Venerologie 1998. Berlin, Springer, 1999, 211–219.
5. Jarisch R, Wantke F. Wines and Headache. A Mini-Review. Int Arch Allergy Immunol 1996; 110:7–12.
6. Kreft D, Bauer R, Goerlich R. Nahrungsmittelallergene. Charakteristika und Wirkungsweisen. Berlin, New York, de Gruyter, 1995.
7. Moneret Vautrin DA, Kanny G, Thevenin F. A population study of food allergy in France: a survey concerning 33,110 individuals. J Allergy Clin Immunol 1998;101:87(abstr).
8. Ortolani C, Bruijnzeel-Koomen C, Bengtsson U, Bindslev-Jensen C, Björkstén B, Host A, Ispano M, Jarisch R, Madsen C, Nekam K, Paganelli R, Poulsen LK, Wüthrich B. Controversial aspects of adverse reactions to food. Position Paper of the EAACI Adverse Reactions to Food Subcommittee. Allergy 1999;54:27–45.

9. Souci SW, Fachmann W, Kraut H. Die Zusammensetzung der Lebensmittel. Nährwert-Tabellen. Stuttgart, Medpharm Scientific Publishers, 5.Auflage, 1994, 1091 Seiten.
10. Wantke F, Götz M, Jarisch R. Die histaminfreie Diät. Hautarzt 1993;44:512–516.
11. Wantke F, Götz M, Jarisch R. Dietary treatment of Crohn's disease. Lancet 1994;343:11 (letter).
12. Wantke F, Götz M, Jarisch R.: Histamine free diet: treatment of choice for histamine induced food intolerance and supporting treatment for chronical headaches. Clin Exp Allergy 1993; 23:982–985.

3.7 Wie alles entstanden ist: Wein-Unverträglichkeit

Vieles in Wien beginnt beim Heurigen, so auch die Histamin-Intoleranz. Vor vielen Jahren konnte ich die Beobachtung machen, daß es Heurigenbesucher gibt, die bereits nach einer geringen Menge von Wein sagen, daß ihnen „die Nase zugeht". Zu diesem Zeitpunkt hatte ich für dieses klinische Phänomen keine Erklärung. Darüber hinaus fällt auf, daß an einem Heurigentisch immer einer nur Mineralwasser trinkt, obwohl er nicht der Fahrer ist. Aus meiner heutigen Sicht ist dies jene Person, die schlichtweg Wein nicht verträgt, also offensichtlich Histamin-intolerant ist. Die dritte Beobachtung war jene, daß es Personen gibt, die gerne einen Schilcherwein trinken. Schilcherwein ist ein überaus interessanter Wein, der von Nicht-Weinkennern als sauer von Weinkennern als herb beschrieben wird. Heute weiß ich, daß der Schilcherwein kaum Histamin enthält, und daß dies offenbar der Grund ist, warum er von manchen Weinliebhabern bevorzugt wird bzw. weil es die fast einzige Alternative ist, wenn man trotz Histamin-Intoleranz Wein trinken möchte.

Fassen wir nochmals zusammen:
Es gibt Personen, die beim Weintrinken über eine verlegte Nase klagen, es gibt Personen, die grundsätzlich keinen Wein trinken, weil er ihnen angeblich nicht schmeckt, und es gibt Personen, die nur einen „sauren Wein" trinken, offenbar weil sie Histamin-intolerant sind. Diese Beobachtung wurde sicher von vielen anderen auch gemacht, allerdings fehlte meines Wissens bislang die entsprechende Schlußfolgerung.
Wenn man sich mit Histamin-Intoleranz beschäftigen möchte, dann braucht man ein griffiges Untersuchungsobjekt, quasi einen Opinion-leader, den wir im Wein zu finden geglaubt haben. Beim ersten Schritt haben wir daher verschiedene Weine auf ihren Histamingehalt untersucht und festgestellt, daß insbesondere Rotweine, aber auch Spätlesen, Dessertweine sowie französischer Champagner viel Histamin enthalten. Interessanterweise gab es auch Unterschiede bei den Bieren,

und selbst manche alkoholfreien Biere sind nicht histaminfrei. Die einzige Ausnahme die hier ihrem Namen Ehre macht, also keinen Alkohol und fast kein Histamin enthält, heißt auch so, nämlich „Null komma Josef" von Ottakringer.
Da sich der Mensch nicht nur von Wein ernährt, war der nächste logische Schritt, Nahrungsmittel ausfindig zu machen, die gleichfalls einen hohen Histamingehalt aufweisen. Daraus stellten wir eine Liste der 20 häufigsten Genußmittel mit hohem Histamingehalt zusammen und nannten diese Liste „Top 20 Liste".
Diese Liste fand großes Interesse in der Kollegenschaft, aber natürlich insbesondere bei Patienten, so daß deren Verbreitung in ganz Österreich in kurzer Zeit erfolgte. Daraus läßt sich schließen, daß ein echter Bedarf für eine histaminfreie Diät-Liste bestanden hat, was insofern interessant ist, als es jede Menge von Diät-Listen gibt, die bei Allergikern empfohlen wird, deren Verbreitungsgrad aber nicht annähernd der ist, der dieser „Top 20 Liste" zuteil wurde.
Aufgrund der klinischen Erfolge mit dieser histaminfreien Diät-Liste haben wir die ersten Daten im „Hautarzt", dem besten deutschsprachigen wissenschaftlichen Journal für dermatologische Erkrankungen und dann auf englisch im zweitbesten Allergie-Journal der Welt im „Clinical and Experimental Allergy", publiziert. Überraschenderweise wurde diese Arbeit nicht nur angenommen, sondern erhielt auch ein Editorial, dessen Inhalt im wesentlichen besagt, daß die Herausgeber des Journals in der histaminfreien Diät eine Hypothese zur Histamin-Intoleranz sehen, die als erster Schritt zu werten ist und verglichen unsere Arbeit mit der Anwendung von Acetylsalicylsäure in Weidenrinden zur Fieber- und Schmerzbekämpfung, lange bevor es die chemische Kenntnis des Aspirin gegeben hat, verglichen unsere Arbeitshypothese mit der Gabe von Morphin zur Schmerzbekämpfung , lange bevor man die Morphinrezeptoren im Gehirn entdeckt hat, und verglichen unsere Arbeit mit der Diagnostik und Therapie allergischer Soforttypreaktionen, lange bevor man die Allergologie mit dem Nachweis der IgE-Antikörper wissenschaftlich salonfähig gemacht hat.
Neben der Freude über diese Ehre war dies gleichsam eine Herausforderung den nächsten logischen Schritt zu tun, nämlich entsprechende Blutuntersuchungen zu etablieren, die bei der Diagnostik der

Histamin-Intoleranz behilflich sein können. Somit bestand die Notwendigkeit, etablierte Essays zur Bestimmung des Histamin-Spiegels im Plasma, sowie des DAO- und Vitamin B6-Spiegels im Serum einzuführen. Die von uns hypothetisch erhoffte simple Diagnostik fand allerdings in der medizinischen Realität insofern nur teilweise ihren Niederschlag, als nicht alle Patienten dem gedachten Muster folgten, nämlich einen erhöhten Histamin-Spiegel sowie erniedrigten DAO- und Vitamin B6-Spiegel zeigten. Wir lernten damit zu leben, daß auch einzelne Parameter pathologisch verändert sein können, und wir lernten ebenfalls damit zu leben, ohne es bislang zu verstehen, daß einzelne Patienten eben nur diese oder jene Symptomatik aufwiesen, bei gleicher klinischer Konstellation und gleicher Belastung durch biogene Amine. Es ist im Klartext nach wie vor unklar, warum einzelne Patienten nur mit Kopfschmerzen, andere mit Herzrhythmusstörungen oder Asthma sowie Durchfällen und Hypotonie reagieren.
Offensichtlich hat jeder Mensch ein prädestiniertes Schwachorgan, das sich bei allfälligen Störungen als Signalorgan präsentiert. In der Zwischenzeit haben wir auch unsere Liste mit histaminfreier Ernährung modifiziert.
Wesentlich dafür war immer die Mithilfe der uns um Rat suchenden Patienten, die bemerkt haben, daß diese Liste zwar sehr gut sei, daß aber etwas fehlte. So landeten wir schließlich bei der nunmehr dritten verbesserten Version, die nicht nur Nahrungsmitteln mit hohem Histamin-Gehalt enthält, sondern auch auf die Tatsache Rücksicht nimmt, daß andere biogene Amine zum Auslösen der Histamin-Intoleranz von Bedeutung sind und daß darüber hinaus auch Nahrungsmittel, die als Histamin-Liberatoren fungieren können, zu meiden sind. Unsere letzten klinischen Erfahrungen deuten an, daß diese Liste nunmehr „perfekt" ist, sofern überhaupt etwas perfekt sein kann. (Tab. 11)

Die nächste Frage nach der Etablierung und Beschreibung des Krankheitsbildes Histamin-Intoleranz war naturgemäß jene: Warum wurde dieses Krankheitsbild nicht früher entdeckt, warum wurde nicht früher darauf aufmerksam gemacht, warum haben wir dieses Krankheitsbild offensichtlich bisher übersehen?

Tabelle 11

Histaminfreie Ernährung

Histamin ist eine körpereigene Substanz, die insbesondere beim Auftreten allergischer Reaktionen eine zentrale Rolle spielt. Histamin kommt aber auch in manchen pflanzlichen Nahrungsmitteln sowie in Lebensmitteln, bei deren Erzeugung Mikroorganismen beteiligt sind, vor. Bei überempfindlichen Personen kann die Aufnahme großer Histaminmengen mit der Nahrung allergie-ähnliche Symptome wie Kopfschmerz, Hitzegefühl, Gesichtsrötung, Magen-Darmbeschwerden (einschl. Durchfälle), Müdigkeit, Hypotonie, Herzrythmusstörungen und Asthmaanfälle auslösen. Deshalb sollten histaminempfindliche Personen den Verzehr der angeführten Nahrungsmittel vermeiden.

Die häufigsten Auslöser von Beschwerden sind:

1. Alkoholische Getränke (insbesondere Rotwein)
2. Käse (insbesondere Hartkäse wie Emmentaler)
3. Schokolade
4. Salami u. a. Rohwürste
5. Nüsse
6. Tomaten
7. Erdbeeren, Zitrusfrüchte u.a. Histaminliberatoren
8. Sauerkraut
9. Spinat
10. Fisch

Wegen der starken Schwankungen der Histamingehalte in Lebensmitteln sind die angeführten Werte lediglich Richtwerte, die stellvertretend für bestimmte Nahrungsmittelgruppen stehen. Histamin ist hitzestabil und kann weder durch Kochen, Braten, Backen oder Mikrowellen und auch nicht durch Tiefkühlen zerstört werden.
Es ist durchaus möglich, daß einzelne der angeführten Nahrungsmittel in kleinen Mengen vertragen werden, wenn die individuelle Toleranzschwelle nicht überschritten wird. Der gleichzeitige Konsum von alkoholischen Getränken begünstigt das Auftreten von Symptomen.

Auswahl der wichtigsten histaminhältigen Nahrungsmittel

	von–bis (max)
Käse	**mg/kg**
Emmentaler	<10–500 (2500)
Bergkäse	<10–1200
Parmesan	<10–580
Gouda, Edamer, Stangenk.	<10–200 (900)
Tilsiter, Geheimratskäse, Butterkäse	<10–60
Österr. Blau- u. Grünschimmelkäse	<10–80
Camembert, Brie	<10–300 (600)
Schloßkäse, Romadur	<10–100
Quargel	<10–50 (390?)
Alkoholische Getränke	**µg/kg**
Rotwein Maximalwerte	bis 3800
Österr. Rotweine *	60–600 (1100)
Österr. Weißweine	10–120
Sekt	15–80
Champagner	670
Bier	20–50
Weizenbier	120–300
alkoholfreies Bier	15–40

	von–bis (max)
Rohwürste/Rohschinken	**mg/kg**
Salami	<10–280
Cervelatwurst, Kantwurst	<10–100
Osso collo, Westfäler Schinken	<10–300
Frischfleisch	<1
Fisch/Fischprodukte	**mg/kg**
Fisch fangfrisch	0
Frischfisch verdorben	bis 13000
Tiefkühlware	0–5 (>50)
Vollkonserven (z. B. Thunfisch)	0–15 (300)
Gemüse	**mg/kg**
Tomaten (Ketchup)	22
Spinat	30–60
Avocado	23
Melanzane (Auberginen)	26
Sauerkraut	10–200
Essig	**µg/kg**
Rotweinessig	4000

* Eigenmessungen

Zahlreiche Nahrungsmittel enthalten andere, dem Histamin ähnliche Stoffe (sog. biogene Amine, z. B. Tyramin, Phenylethylamin, Putrescin, Spermin, Spermidin, Cadaverin, Serotonin), die entweder direkt oder über die Behinderung des Histaminabbaus Beschwerden auslösen können. Andere Nahrungsmittel können direkt im Körper unspezifisch Histamin freisetzen (Histaminliberatoren).

Zu diesen Nahrunsmitteln gehören:
Schokolade und Kakao, Zitrusfrüchte (Orangen, Grapefrucht), Nüsse (insbesondere Walnüsse), Erbeeren, Bananen, Ananas, Kiwi, Papaya, Himbeeren, Birnen, Hülsenfrüchte, Weizenkeime

Alles was die sogenannte Schulmedizin scheinbar übersieht, wird blitzartig die Beute der alternativ medizinischen therapeutischen Versuche, und so nimmt es nicht Wunder, daß die in diesem Buch aufgelisteten Symptome, die eine Histamin-Intoleranz als Ursache haben können, das tägliche Brot der alternativ tätigen Ärzten sind (2).
Wenn man allerdings bedenkt, daß sich das medizinische Wissen alle fünf Jahre verdoppelt, dann war es nur eine Frage der Zeit, bis die Wissenschaft die entsprechenden Schlüsse aus den bisher vorliegenden Ergebnissen und Daten zog, um hier auf der Basis der Wissenschaft Patienten helfend wirksam sein zu können.
Die Frage bleibt offen: Warum wurde dieses Krankheitsbild übersehen? Das Problem der Histamin-Intoleranz liegt zum Teil darin, daß die Beschwerden allergieähnliche Symptome sind, die entsprechenden Allergietests, speziell in Richtung Nahrungsmittel-Unverträglichkeit, jedoch negativ waren. Zurück blieben drei Frustrierte. Der frustrierte Patient, der weiß, daß er Beschwerden hat, aber einen negativen Allergietest ausgehändigt bekommt, der frustrierte zuweisende Arzt, der weiß, daß hier eine Störung vorliegt, zu deren Behebung er jetzt nicht im Stande ist, und der frustrierte allergietestende Arzt, der weiß, daß er der Ursache der allergieähnlichen Symptome nicht auf die Spur gekommen ist.
Nun muß man wissen, daß für eine typische, sogenannte Typ I-Allergie das Zusammentreffen eines Allergens mit IgE-Antikörpern, die gegen dieses Allergen sensibilisiert sind notwendig ist, um den Körper zu einer Histaminausschüttung zu veranlassen. Mathematisch ausgedrückt könnte das in der Formel basieren:

Allergen + IgE-Antikörper = Histamin

Diese Formel erinnert sehr stark an unsere Mittelschulzeit, wo

$A^2 + B^2 = C^2$

war, und wo wir besonders durch Auswendiglernen, aber nicht durch Denken brillieren durften.

Möglicherweise hat sich das Auswendiglernen auch auf die Universität übertragen, wo primär auch die schauspielerischen Fähigkeiten des Auswendiglernens gefordert sind und weniger die Qualität des Denkens. Wenn man nun bei der besagten Formel statt des Wortes Allergen „ein Nahrungsmittel, das Histamin enthält" einsetzt und wenn man bedenkt, daß ein Antikörper immunologisch wichtig und interessant, aber nicht krankheitsmachend ist, so bleibt eine einfache Gleichung, nämlich die, daß ein Nahrungsmittel, das Histamin enthält, eine Histaminwirkung ausübt. Da aber nicht alle Menschen auf histaminhaltige Nahrungsmittel reagieren, muß es zwei verschiedene Gruppen von Menschen geben, nämlich solche, die Histamin durch ein entsprechendes Enzym abbauen können, und solche, denen das nur unzureichend gelingt. Das heißt, die klassische Allergieformel ist somit insofern abzuwandeln, als es bei Aufnahme einer histaminhaltigen Speise oder eines histaminhaltigen alkoholischen Getränkes bei Mangel des histaminabbauenden Enzyms zu einer Histaminwirkung kommt. Mit dieser Erkenntnis wurde schlagartig klar, warum es zwei verschiedene Wege zur Histaminwirkung gibt, nämlich den allergologisch/immunologischen Weg und den anderen, basierend auf einem Enzymdefekt.

Für den betroffenen Patienten ist es jedoch ziemlich gleichgültig auf welchem Weg es zu einem Übermaß an Histamin kommt, in beiden Fällen wird er unter der Histaminwirkung zu leiden haben.

Der erste Schritt aus dem bisher Gesagten war logischerweise, Patienten mit klinischer Symptomatik, die einer Histaminwirkung zugeordnet werden könnte, mit einer histaminfreien Diät zu versehen und zu sehen inwieweit eine klinische Besserung allein durch Meiden dieser Nahrungsmittel zu erzielen ist.

Wir untersuchten Patienten mit Nahrungsmittel- bzw. Wein-Intoleranz, Asthma bronchiale, Kopfschmerzen bzw. Migräne, Urticaria, Rhinopathie und atopischer Dermatitis (insgesamt 100 Patienten) und stellten eine statistisch signifikante Besserung der klinische Symptomatik durch Einhalten der histaminfreien Diät nur in der Gruppe der Nahrungsmittel- bzw. Wein-Intoleranz sowie der Kopfschmerz- und Migränegruppe fest.

Dieses Ergebnis war nicht überraschend. Andererseits ist das Nichterreichen einer statistischen Signifikanz bei den anderen Krankheitsbildern nicht entmutigend, da in allen Fällen einzelne Patienten davon profitieren konnten, teilweise sogar in über 50 %. Wenn man nun bedenkt, daß Histamin bei vielen Erkrankungen einer der wichtigsten entzündlichen Mediatoren darstellt, dann überrascht es nicht, daß das Einschränken einer Histamin-Belastung von außen zu einer klinischen Besserung führen kann.

Kommen wir nun zurück zu unserem Opinionleader, dem Wein. Hier prädestiniert sich speziell der Rotwein durch seinen hohen Histamingehalt für eine entsprechende Untersuchung.

Wir haben in einigen Studien untersucht, inwieweit normale, aber auch Histamin-intolerante Personen auf Wein reagieren (3,4):

Im sogenannten Rotwein-Provokationstest wurde den Probanden/Patienten Rotwein mit einer bestimmten Menge Histamin zugeführt und die Histamin-Spiegel nach 15 und 30 Minuten gemessen. Eine Normalperson zeigt einen niedrigen Ausgangswert von Histamin, einen leichten Anstieg nach 15 Minuten und ein Zurückkehren auf den Ausgangswert nach 30 Minuten. Patienten, die Histamin-intolerant sind, zeigen einen gegenüber Normalen bereits erhöhten Ausgangswert und ein kontinuierliches Ansteigen des Histamin-Spiegels im Blut bei Histamin-Belastung durch Weintrinken. In einem konkreten Fall führte ein Glas Rotwein innerhalb von wenigen Minuten zu hörbarer Atemnot bei einer Asthmapatientin.

Das Problem des Weins besteht allerdings darin, daß der Wein natürlich nicht nur Histamin, sondern auch andere biogene Amine, aber auch Schwefeldioxid enthält und somit offen war, wodurch die Unverträglichkeit des Weines eigentlich ausgelöst wird. Wir haben in einer Studie Wein-Provokationstests durchgeführt und die klinische Symptomatik notiert und Tage später bei einer gleichen Provokation eine Prämedikation mit einem Antihistaminikum (H1-Rezeptorenblocker) durchgeführt. Die Antihistaminika-Prämedikation konnte alle Symptome, bis auf die Benommenheit, unterdrücken, die durchaus dem Alkohol per se selbst zuzuordnen ist.

Aus dem Gesagten bietet sich bereits an, daß Patienten, die Histamin-intolerant sind und histaminhaltige Weine nicht vertragen, durch eine Prämedikation mit einem H1-Rezeptorenblocker diesen Wein genießen

können, ohne in den folgenden Stunden mit klinischer Symptomatik rechnen zu müssen.
In einer weiteren Studie untersuchten wir die Fahrtauglichkeit von gesunden Personen, die Weiß- oder Rotwein getrunken haben. Wir verwendeten einen histaminarmen Weißwein und einen histaminhaltigen Rotwein und führten diese Untersuchung in Zusammenarbeit mit dem ÖAMTC an einem Fahrsimulator durch (6).
Das erwartete Ergebnis war, daß jene Personen, die histaminhaltigen Rotwein trinken, deutlich mehr beeinträchtigt sind und somit mehr Fahrfehler machen sollten, als Personen die Weißwein trinken. In der Tat war es so, daß alle Probanden nach Genuß des Weißweines gesagt haben, daß dieser wie Mineralwasser zu trinken sei und sie sich völlig in Ordnung fühlen, während jene Gruppe von Probanden, die den Rotwein getrunken hat, angaben, daß sie sich benommen fühlen, daß sie fahrbeeinträchtigt oder gar fahruntauglich seien und in diesem Zustand nie ein Kraftfahrzeug lenken würden.
Das interessante Ergebnis war jedoch, daß die Rotweintrinker nach dem Weingenuß nur unwesentlich schlechter reagiert haben als vor dem Weintrinken, daß hingegen die Weißweintrinker, die sich klinisch so gut gefühlt haben, deutlich vermehrt Fahrfehler gemacht haben.
Dieses Ergebnis steht völlig im Gegensatz zu dem Erwarteten. Die von uns gezogene Interpretation wäre die, daß eine Person, die bemerkt, daß sie fahruntauglich oder fahreingeschränkt ist, soweit kompensieren kann, daß es hier zu keinen oder zu nur wenigen Fahrfehlern kommt, daß aber Personen, die die Alkoholwirkung nicht bemerken, sich hier täuschen lassen und somit wesentlich unfallträchtiger sind.
Obwohl diese Ergebnisse numerisch sehr deutlich waren, verfehlten sie eine statistische Signifikanz, weshalb die Studie bisher auch nicht publiziert werden konnte, da jedes wissenschaftliche Journal meist nur Studien publiziert, die letztlich auch einen statistischen Unterschied bringen. Ich denke aber, daß die Ergebnisse für den Alltagsgebrauch dennoch sehr eindrucksvoll sind. Diese Ergebnisse könnten auch bedeuten, daß das Trinken eines sogenannten Gespritzten durchaus nicht ungefährlich sein kann. Es geht hier offenbar jegliche persönliche Kontrolle über eine allfällige Fahrtüchtigkeit verloren, da in dem Wein-Mineralwasser-Gemisch der Wein kaum herausgeschmeckt wird und eine größere Fahruntüchtigkeit resultieren könnte, als es dem

Autofahrer bewußt ist.
Um dieser Studie zu dem von uns erwarteten Erfolg zu verhelfen, wäre eine nochmalige Durchführung unter Zuhilfenahme nicht von Normalpersonen sondern von Histamin-Intoleranten angezeigt. Allerdings wage ich zu bezweifeln, ob Personen, die bereits wissen, daß sie Alkohol nicht vertragen, auch wirklich bereit wären, diese Belastung, wenn auch nur für einen medizinischen Versuch, auf sich zu nehmen.
Unsere Weinstudien zeigten eine breite Resonanz: Wir wurden von einem amerikanischen Journal eingeladen unseren Rotwein-Provokationstest in diesem zu publizieren und wurden aufgefordert ein Minireview über Wein und Kopfschmerzen zu schreiben (1,3).
Daß das Krankheitsbild der Histamin-Intoleranz relativ häufig ist, zeigt die Tatsache, daß ich bei den vielen Vorträgen im In- und Ausland immer wieder mit Ärzten (speziell Ärztinnen) konfrontiert war, die gemeint haben: „Das habe ich auch“.
Aus dem bisher Gesagten ergibt sich, daß die didaktische Einteilung der Soforttyp-Allergie in drei Gruppen zu erfolgen hat, nämlich in der klassischen Soforttyp-Allergie, die durch spezifische IgE-Antikörper bedingt ist und in die Gruppe der Histamin-Intoleranz. Die dritte Gruppe ist eine Kombination aus eins und zwei.
In der Zwischenzeit bemerkten wir, daß eine Histamin-Intoleranz durch eine vermehrte Histamin-Belastung, also Trinken von z. B. einer Bouteille Rotwein ausgelöst werden kann, nur ein oder zwei Tage andauert. Ganz im Gegensatz zu einer Histamin-Intoleranz, die durch Einnahme von Medikamenten entsteht, die Hemmer der DAO sind, so daß die Histamin-Intoleranz wieder in zwei Untergruppen einzuteilen ist, nämlich in eine nahrungsmittelbedingte, die bei entsprechender Diät relativ rasch vergeht, andererseits die Gruppe der durch Medikamente ausgelösten Histamin-intoleranten, bei denen die Blockade der DAO länger anhalten kann.
Im Wein-Maximationstest untersuchten wir, inwieweit gesunde Probanden bei großer Menge zugeführten Histamins mit ihrem Histamin- und DAO-Parameter reagieren. Hier fanden wir, daß trotz steigender und großer Histaminzufuhr der Histamin-Spiegel gleichbleibt, also offenbar stets von der DAO entsprechend abgebaut wird, daß aber bei einer maximalen Histamin-Belastung es zu einem gipfelartigen Anstieg der DAO kommt, wobei sich der Körper offensichtlich alle Reste

der DAO, die in verschiedenen Geweben und nicht nur im Dünndarm produziert wird, herauspreßt (5).
Diese Phänomen ähnelt sehr dem Phänomen des anaphylaktischen Schocks, wo es nicht, wie man erwarten würde, zu einem hohen Histamin- und niedrigen DAO-Spiegel kommt, sondern wo es zu einem hohen Histamin-Spiegel und gleichzeitigem Ansteigen der DAO kommt, das als unzureichender Versuch des Körpers, die Schocksymptomatik in den Griff zu bekommen, angesehen werden muß. (siehe auch Seite 109)

Literatur:
1. Jarisch R, Wantke F. Wines and Headache. A Mini-Review. Int Arch Allergy Immunol 1996; 110:7–12.
2. Wantke F, Stanek KW, Götz M, Jarisch R. Bioresonanz-Allergietest versus Pricktest und RAST. Allergologie 1993;16:144–145.
3. Wantke F, Götz M, Jarisch R. The red wine provocation test: intolerance to histamine as a model for food intolerance. Allergy Proceedings 1994;15:27–32.
4. Wantke F, Hemmer W, Haglmüller T, Götz M, Jarisch R: Histamine in wine: bronchoconstriction after a double blind placebo controlled provocation test. A case report. Int Arch Allergy Immunol 1996;110:397–400.
5. Wantke F, Hemmer W, Focke M, Haglmüller T, Götz M, Jarisch R. The red wine maximization test: drinking histamine rich wine induces a transient increase of plasma diamine oxidase activity in healthy volunteers. Imflammation Res 1999;48:169–170.
6. Wantke F, Hemmer W, Götz M, Jarisch R. Red wine versus white wine in a driving test: their influence on driving performance. A preliminary investigation. submitted

3.8 Nahrungsmittel-Allergien/Intoleranzen

Patienten mit Histamin-Intoleranz suchen meist den Arzt auf, weil sie glauben, gewisse Speisen nicht zu vertragen, und daher annehmen, daß sie auf gewisse Nahrungsmittel allergisch sind. Da eine Krankheit, deren Ursache man nicht kennt, ja von irgendwo her kommen muß, ist es leicht verständlich, daß der nicht medizinisch gebildete Patient in erster Linie annimmt, daß gewisse Nahrungsmittel seine Symptome auslösen. So leicht es allerdings ist, die Verdachtsdiagnose einer Nahrungsmittel-Unverträglichkeit zu stellen, so schwierig kann es sein, das eigentliche auslösende Agens im Einzelfall zu finden.
Wenn wir über „Nahrungsmittel-Allergie" sprechen, so haben wir es mit verschiedenen Gruppen zu tun: Erstens, die sogenannte *primäre Nahrungsmittel-Allergie*. Hauptvertreter sind hier Ei, Milch, Getreide, Soja, aber auch Erdnüsse, Nüsse, Fisch und Schalentiere (Tab. 12). Die in der Tabelle über dem Strich aufgelisteten Nahrungsmittel sind

solche, die primär im Kindesalter auftreten und passager sind, das heißt, im Laufe von Monaten und Jahren wieder vergehen können. Die unter dem Strich aufgelisteten Nahrungsmittel-Allergien bleiben meist lebenslang bestehen, eine Tatsache, die für die Beratung des Patienten von besonderer Bedeutung ist. (Tab. 12)

Die zweite Gruppe der sogenannten „Nahrungsmittel-Allergien" ist die sogenannte *Pollen-assoziierte Nahrungsmittel-Allergie*, wobei es bei pollenallergischen Patienten durch eine Ähnlichkeit des Allergens in den Pollen und in den Nahrungsmitteln zu Nahrungsmittel-Unverträglichkeiten kommt. So ist es bekannt, daß Birkenpollen-allergische Patienten fallweise Äpfel, Nüsse und Karotten, aber auch Kern- und Steinobst nicht vertragen, daß Patienten, die auf Gräserpollen allergisch sind, Probleme mit Tomaten haben können und daß Patienten, die auf Beifußpollen allergisch sind, Sellerie und eine Reihe von Gewürzen, ebenso wie Ragweedpollen-allergische Patienten Melonen nicht vertragen können. (Tab.13)

Die dritte Gruppe der sogenannten „Nahrungsmittel-Allergien" ist die sogenannte *Histamin-Intoleranz*, wo es zu Unverträglichkeiten von Nahrungsmitteln bzw. alkoholischen Getränken kommt, die Histamin oder andere biogene Amine enthalten. (Tab. 14)

Eine weitere Gruppe von Nahrungsmittel-Allergie ist die Latex-assoziierte Nahrungsmittel-Allergie, wobei Gummi-allergische Patienten Bananen, aber auch Avocado, Maroni, Kiwi, Pfirsich und Mandeln fallweise nicht vertragen.

Weiters gibt es die Allergie auf Ficus benjamina, wo es durch inhalative Sensibilisierung mit dem Allergen im Blatt des Ficus benjamina zu einer Nahrungsmittel-Unverträglichkeit der Feige kommen kann, die aus der gleichen Pflanzenfamilie stammt. (Tab. 15)

Nicht zuletzt ist hier auch die Gruppe der „Histamin-Releaser" zu erwähnen, also Erdbeeren, Zitrusfrüchte und Schalentiere, wo es bei Genuß dieser Nahrungsmittel zu einem erhöhten Spontan-Histaminrelease kommt. Aus dem Gesagten ergibt sich, daß die Einteilung der Nahrungsmittel-Allergien nicht mehr so einfach ist, wie noch vor Jahrzehnten, und daß vor allen Dingen der mit Allergologie beschäftigte Mediziner auch ein gewisses Stück biologisches Wissen mitbringen muß bzw. gefordert ist, dieses zu erwerben. (Tab. 16)

Tabelle 12

Primäre NM-Allergien
Ei
Milch
Getreide
Soja
Erdnüsse
Baumnüsse
Fisch
Krebstiere

Tabelle 13

Primäre NM-Allergien	Pollen-assoziierte NM-Allergien
Ei	Äpfel
Milch	Pfirsiche
Getreide	Kiwi
Soja	Nüsse
Erdnüsse	Karotten
Baumnüsse	Sellerie (Zeller)
Fisch	Bananen
Krebstiere	Melonen
	Gewürze

Tabelle 14:

Primäre NM-Allergien	Pollen-assoziierte NM-Allergien	Histamin-Intoleranz
Ei	Äpfel	Käse
Milch	Pfirsiche	Rohwürste
Getreide	Kiwi	Rotwein
Soja	Nüsse	Fisch
Erdnüsse	Karotten	Sauerkraut
Baumnüsse	Sellerie (Zeller)	Spinat
Fisch	Bananen	Tomaten
Krebstiere	Melonen	Schokolade
	Gewürze	Bier, Weißwein, Sekt
		Essig

Tabelle 15

„Sekundäre" Nahrungsmittelallergien, die als Folge immunologischer Kreuzreaktionen im Zuge einer Allergie gegenüber Inhalationsallergenen (z.B. Pollen) auftreten können. Klinische Unverträglichkeiten treten meist nur gegenüber einigen der genannten Nahrungsmittel auf oder können gänzlich fehlen, abhängig von individuellem Sensibilisierungsmuster, Stärke der Allergie und Jahreszeit.

	Allergen	assoziierte Häufigkeit der NM-Unverträglichkeiten	Häufigkeit der Allergie	Häufigkeit der NM-Unverträglichkeit bei Allergikern
POLLEN	Hasel-Erle-Birke (März-Mai)	Kernobst (Äpfel, Birnen), Steinobst (Pfirsiche, Kirschen, Marillen, Zwetschken), Kiwi, Haselnüsse, Walnüsse, Mandeln, Erdnüsse, Karotten, Sellerie (Zeller), Kartoffel (roh), Paprika, u.a.	sehr häufig	sehr häufig
	Gräser-Roggen (Juni-Juli)	Tomaten Erdnüsse?, Melanzani?, Melonen?	sehr häufig	selten
	Beifuß-Ragweed (August)	Sellerie (Zeller), Karotten, Bananen, Melonen, Mango, Pistazien, Cashewnüsse, Kümmel, Anis, Fenchel, Pfeffer, Majoran, Basilikum, u.a.	häufig	häufig
	Hausstaubmilbe	Krebstiere, Muscheln, Rindfleisch?, Schweinefleisch?, Geflügelfleisch?	sehr häufig	sehr selten
	Latex	Bananen, Avocados, Edelkastanien, Kiwi, Pfirsiche, Mandeln, Kartoffel (roh), Buchweizen, Feigen?	selten	häufig
	Ficus benjamina (u.a. Gummibäume)	Feigen Kiwi?, Ananas?, Papaya?	sehr selten	sehr häufig

Tabelle 16

Primäre NM-Allergien	Pollen-assoz. NM-Allergien	Histamin-Intoleranz	Histamin-liberatoren	andere
Ei	Äpfel	Käse	Erdbeeren	Laktose-
Milch	Pfirsiche	Rohwürste	Zitrusfrüchte	intoleranz
Getreide	Kiwi	Rotwein	Tomaten	Sulfit-
Soja	Nüsse	Fisch	Krebstiere	intoleranz
Erdnüsse	Karotten	Sauerkraut	Milch	Zöliakie
Baumnüsse	Sellerie (Zeller)	Spinat	Ananas ?	
Fisch	Bananen	Tomaten	Kiwi ?	
Krebstiere	Melonen	Schokolade	Hülsenfrüchte ?	
	Gewürze	Bier, Weiß-wein, Sekt		
		Essig		

Bei den genannten Nahrungsmitteln gibt es solche, die durch Kochen genießbar gemacht werden können, wie z. B. Äpfel und Karotten bei der Pollen-assoziierten Nahrungsmittel-Allergie, und solche, bei denen die Kochvorgänge zu keiner Änderung der Unverträglichkeit führen, das sind die Speisen aus der Gruppe der Histamin-Intoleranz.

Da aber manche Patienten gekochte Äpfel überhaupt nicht schätzen, gibt es Möglichkeiten sich hier zu helfen. Erstens führen nicht alle Äpfel zu Unverträglichkeiten, sondern meistens nur Granny Smith und Golden Delicious. Außerdem kann man Äpfel in der Mikrowelle bei 600 Watt eine Minute vorbehandeln, wodurch 9 von 10 Apfel-Allergikern diesen Apfel wieder vertragen. Da man nun nicht weiß, ob man jener eine ist, der es weiterhin nicht verträgt, empfiehlt es sich den Apfel zu teilen, das Fruchtfleisch an der Unterlippe zu reiben und eine viertel Stunde zu warten. Findet sich dann immer noch keine Unverträglichkeit, das heißt Juckreiz, Brennen oder Schwellung der Lippe, so kann dieser Apfel unbedenklich gegessen werden. (1)

Grundsätzlich muß man sagen, daß bei Nahrungsmittel-Unverträglichkeiten, aus welcher der genannten Gruppen auch immer sie kommen möge, die Karenz die beste Maßnahme zur Vermeidung klinischer Symptome ist. Darüber hinaus ist aber eine sogenannte Antihistaminika-Prämedikation, das heißt die Einnahme einer Tablette eines H1-Rezeptorenblockers eine halbe bis eine Stunde vor einer Mahlzeit in den meisten Fällen ausreichend, um die gewünschten Nahrungsmittel wieder genießen zu können.

Literatur:
1. Tjook SB, De Haas R, Oei HD. Does the allergenicity of apple disappear after microwave treatment? Allergy 1995;50(Suppl.26):232(abstr).

4. Krankheitsbilder bei Histamin-Intoleranz

4.1 Kopfschmerzen

Kopfschmerzen (Cephalea) sind ein häufiges, speziell bei Frauen vorkommendes Leiden. Üblicherweise werden diese Beschwerden dem Wetter oder aber auch der Halswirbelsäule zugeordnet. Für ersteres ist eine besondere Empfindlichkeit und für letzteres eine Verletzung oder eine degenerative Erkrankung bzw. Muskelverspannungen Voraussetzung. Tatsache ist aber, daß diese beiden angegebenen Ursachen viel häufiger als Verursacher vom Patienten genannt werden, ohne daß es dafür den geringsten Beweis gibt. Man nimmt Kopfschmerzen als gegeben hin, und manche Patienten empfinden sie sogar als normal.

Falsch.

Richtigerweise müßte dieser Satz so geschrieben werden: Frau nimmt Kopfschmerzen als gegeben hin, und manche Patientinnen empfinden sie sogar als normal. Nachsatz: Kein Mann würde Kopfschmerzen als normal empfinden. Nachnachsatz: Dies geht bei der Anamnese manchmal soweit, daß Kopfschmerzen gar nicht als Beschwerden angegeben werden und erst im speziellen erfragt werden müssen.
Aus der klinische Erfahrung, daß meistens Frauen an Kopfschmerzen leiden, läßt sich schon ein gewisser Zusammenhang mit Histamin vermuten.
In einer dänischen Studie (1) wurde untersucht, inwieweit die Inhalation von Histamin bei Migränepatienten zu Kopfschmerzen führen kann. 15 Migränepatienten sowie 15 Kontrollpersonen inhalierten Histamin in steigender Dosis und wurden bezüglich des Auftretens von Kopfschmerzen bzw. Migräne befragt. Dabei zeigte sich überraschenderweise, daß 11 der Migränepatienten, aber auch 8 der gesunden Kontrollpatienten nach den Inhalationen über Kopfschmerzen klagten. Daraus geht einerseits hervor, daß Histamin Migräne und Kopfschmerzen verursachen kann, daß dies aber auch bei gesunden Kontrollpatienten auftritt und offensichtlich nur eine Frage der Dosis ist.
Kopfschmerzen in Relation zur Nahrungsaufnahme ist den meisten Patienten am ehesten noch in Kombination mit übermäßigen Rotwein-

genuß in Erinnerung.
Nun muß festgehalten werden, daß es eine große Zahl von Ursachen für Kopfschmerzen und Migräne gibt und daß es dicke Lehrbücher zum Thema gibt. Ich möchte mich hier nur auf das Histamin als möglichen Auslöser von Kopfschmerzen beschränken, wobei die Diagnostik relativ einfach ist.
Patienten mit immer wiederkehrenden Kopfschmerzen, insbesondere solche, bei denen sämtliche bisherigen Untersuchungen negativ waren, sollten versuchen, durch mehrere Wochen hindurch Nahrungsmittel und alkoholische Getränke, die Histamin und andere biogene Amine enthalten, striktest zu meiden. Darüber hinaus ist naturgemäß die Blutuntersuchung hinsichtlich Histamin, Diaminoxidase (DAO) und Vitamin B6 sinnvoll.
In Spezialfällen kann auch ein Histamin-Releasetest durchgeführt werden. In einer eigenen Studie an 25 Patienten mit Kopfschmerzen bzw. Migräne fanden wir alleine durch das Meiden der genannten Nahrungsmittel bei vier Patienten eine komplette Beschwerdefreiheit, bei 12 Patienten eine Besserung über 50 %, und nur bei 9 Patienten zeigte sich kein Therapieerfolg. Das heißt, daß 16 von 25 Patienten allein durch das Meiden gewisser Nahrungsmittel geholfen werden konnte.
Unter den zahlreichen Patienten mit Kopfschmerzen, denen eine histaminfreie Diät geholfen hat, ist mir folgender Fall besonders eindrucksvoll in Erinnerung.

Fallbericht:

Eine 26-jährige Ärztin, die gerade ihr Medizinstudium beendet hat, kommt und berichtet, seit ihrem 7. Lebensjahr täglich (!) an Kopfschmerzen gelitten zu haben. Sämtliche Durchuntersuchungen, die sie bisher gemacht hat, blieben negativ. Ihr Medizinstudium hat sie aufgrund ihres Leidens nur mit großer Mühe absolvieren können. Wir haben die Patientin beraten, ihr die histaminfreie Diät sowie auch kurzzeitig H1-Rezeptorenblocker empfohlen. Nach einem Monat kam die Patientin wieder, und auf die Frage „Wie es ihr ginge?“, antwortete sie: „Ich getraue mich nicht einmal auf Holz zu klopfen, aus lauter Angst, die Kopfschmerzen könnten wieder kommen, ich bin seit einem Monat beschwerdefrei“.

Keine Krankengeschichte bezüglich Kopfschmerzen hat mich je so beeindruckt wie dieser Fall, der eindrücklich zeigt, wie leicht solchen Patienten zu helfen ist und welch oft jahrelanges Martyrium manche Patienten auf sich nehmen, da ihnen bisher offensichtlich keine Hilfe zuteil wurde. Dabei versteht es sich von selbst, daß häufige Kopfschmerzen zu einem Analgetika-Mißbrauch führen, der durch den chronischen Gebrauch massive Nebenwirkungen nach sich ziehen kann.

Kopfschmerzen nach einer durchzechten Nacht werden häufig dem übermäßigen Alkoholkonsum zugeordnet. Hier ist es interessant, einen Selbstversuch durchzuführen. Dies geschieht, indem man abends eine Menge vorzugsweise Rotwein zu sich nimmt, von der man weiß, daß sie Kopfschmerzen auslösen wird. Treten am nächsten Morgen Kopfschmerzen auf, dann sollte man die gleiche Menge Rotwein des gleichen Weines zwei Tage später noch einmal konsumieren, allerdings unter Prämedikation eines H1-Rezeptorenblockers eine Stunde vorher.

Das Ergebnis tags darauf wird sein, daß man keinen „großen Kopf" haben wird und daß auch Kopfschmerzen nicht auftreten.

Die Volksmeinung sagt, daß der Alkohol Kopfweh macht. Daß das nicht der Fall ist, kann man auch leicht selbst feststellen, in dem man einen sogenannten Klaren trinkt, also z. B. einen Korn, der nicht nur klar heißt, weil er durchsichtig wie Wasser ist, sondern offenbar auch deshalb, weil man damit einen klaren Kopf behält im Sinne, daß keine Kopfschmerzen auftreten. Bei hochprozentigen alkoholischen Getränken gilt die Faustregel, daß Getränke, die klar wie Wasser sind, bezüglich Histamin unverdächtig sind, daß alle gefärbten alkoholischen Getränke jedoch Histamin enthalten und bei Histamin-Intoleranz zu meiden sind. Allerdings ist bei Alkoholkonsum grundsätzlich zu bedenken, daß das Abbauprodukt des Alkohols nämlich Acetaldehyd per se ein Hemmer der DAO ist und bei zusätzlicher Einnahme von Speisen, die Histamin enthalten, diese dann zu Problemen führen können.

Literatur:

1. Lassen LH, Heinig JH, Oestergaard S, Olesen J. Histamine inhalation is a specific but insensitive laboratory test for migraine. Cephalalgia 1996;16:550–553.

4.2 Verlegte oder rinnende Nase

Manche Patienten bemerken, daß sie beim Genuß von Rot-, aber auch Weißwein schon nach dem ersten Glas eine verlegte Nase bekommen. Manche geben auch eine rinnende Nase an. Dies sind typische Symptome einer Wein-Unverträglichkeit, die entweder auf einer Histamin-Intoleranz oder auf einer Sulfid-Überempfindlichkeit oder auf beiden beruhen kann. Im Sinne der Histamin-Intoleranz ist die Rotwein-Unverträglichkeit typisch, da Rotweine deutlich mehr Histamin als Weißweine enthalten.

Von manchen Patienten wird auch eine Bier-Unverträglichkeit genannt, wobei speziell Weizenbier, das etwa zehnmal soviel Histamin wie ein normales Bier enthält, besonders oft nicht vertragen wird.

Bei rinnender Nase muß natürlich primär an die Diagnose einer Rhinitis allergica, also einen allergischen Schnupfen gedacht werden. Der allergische Schnupfen läßt sich anamnestisch meist einer der häufigen Ursachen zuordnen, das heißt, tritt der Schnupfen nur zu einer gewissen Jahreszeit auf, dann liegt wahrscheinlich eine Pollen-Allergie vor. Im wesentlichen findet sich eine Hasel-, Erlen- und Birkenpollen-Allergie bei Beschwerden im Februar, März und April, eine Gräser- und Roggenpollen-Allergie bei Beschwerden von Ende Mai bis Juli sowie eine Beifuß- und/oder Ragweedpollen-Allergie bei Beschwerden im August und September. Die Beschwerden in den Zwischenmonaten können durch eine Unzahl von Pollen verschiedener anderer Pflanzen wie Raps aber auch Wegerich und Nessel hervorgerufen werden. Die genaue Diagnostik erfordert hier eine subtile Allergie-Testung, die diese Frage sehr schnell beantworten kann. Als Therapie der Rhinitis allergica empfiehlt sich primär die Gabe von H1-Rezeptorenblockern, die jedoch nicht ewig gegeben werden können und die auch nur symptomatisch und nicht ursächlich wirken, so daß das Ziel die spezifische Immuntherapie sein muß. Entsprechend internationaler Empfehlungen wird heute vorgeschlagen, die Immuntherapie so früh wie möglich zu beginnen, ganz im Gegensatz zu Usancen vor 10 bis 20 Jahren, wo die Immuntherapie als letztes Mittel eingesetzt wurde. Wenn man bedenkt, daß die spezifische Immuntherapie eine Impfbehandlung ist, so ergibt sich daraus, daß die Impfung nur bei Gesunden, das heißt nur im beschwerdefreien Intervall begonnen werden darf.

Sind die Symptome das ganze Jahr mehr oder minder stark vorhanden,

so wird man primär an eine Hausstaubmilben-Allergie denken. Bei Tierkontakten, speziell mit sogenannten Kuscheltieren wie Katzen, Meerschweinchen, Hamster und Kaninchen muß auch an eine Tierepithel-Allergie gedacht werden.
Im letzteren Fall ist die Therapie eine einfache, wenngleich psychisch oft schmerzhafte, nämlich die Weggabe des Tieres aus dem Wohnbereich. Hier bietet sich die Möglichkeit an, die Tiere im Dachboden, Keller oder auch in einem Gartenhaus im Freien zu halten, so daß ein weiterer Kontakt mit den Tieren sehr wohl möglich ist, ohne den Wohnraum mit Tierepithelien weiter zu belasten.
Bei einer Hausstaubmilben-Allergie empfehlen sich primär Sanierungsmaßnahmen bezüglich Hausstaub, wobei an erster Stelle das Bett steht, insbesondere die Matratzen, die jahrelang verwendet werden und zu einem riesigen Reservoir von Hausstaubmilben und Hausstaubmilbenkot, dem eigentlichen Allergen, werden. Während früher eher den milbenabtötenden Mitteln (Acariziden) der Vorzug als Behandlung gegeben wurde, werden heute bei der Behandlung von Matratzen eher Matratzenüberzüge bevorzugt, die aufgrund jüngster Studien ein deutlich besseres Langzeitergebnis bringen als Acarizide. Mit dem Vorteil der einmal erforderlichen Anwendung und auch des nur einmaligen finanziellen Aufwandes.
Auch, aber weniger von Bedeutung sind Polstermöbel und Teppiche.
Neben der Auslösung für Rhinitis durch Pollen bzw. Hausstaubmilben und Tierepithelien, aber auch durch Wein gibt es auch Patienten, die berichten, daß sie während oder gleich nach dem Essen von warmen Speisen einen Nasenfluß bekommen. Auch hier muß an eine Histamin-Intoleranz gedacht werden, mit dem Ziel Speisen, die Histamin und andere biogene Amine enthalten, zu meiden. Auch die Gabe eines H1-Rezeptorenblockers vor dem Essen kann Sinn machen.
Im Rahmen der chronisch entzündlichen Veränderungen der Nase kann es auch zu einer Geruchs- bzw. Geschmacksbeeinträchtigung kommen. Diese Symptome werden nur von wenigen Patienten berichtet, allerdings konnten wir durch die entsprechenden Therapien, also Diät und H1-Rezeptorenblockern, in fast allen Fällen eine Besserung der Geruchs- und Geschmacksempfindlichkeit in wenigen Wochen erreichen. Letztlich muß bei rinnender Nase auch an eine Kälteüberempfindlichkeit gedacht werden. Der „Nasentropfen“ beim Skifahren ist

wahrscheinlich vielen bekannt. Es gibt aber Patienten mit dem Krankheitsbild einer Kälte-Allergie, bei der Patienten auf Kältereiz urticarielle Exantheme (Nesselausschläge) bekommen können. In diesen Fällen und bei entsprechend positiven Testergebnissen, die beim Allergologen durchzuführen sind, empfiehlt sich die Gabe von Doxepin, einem Antidepressivum, das sowohl anxiolytisch als auch antidepressive Eigenschaften aufweist.
Dieses Medikament ist auch ein starker H1-Rezeptorenblocker, der bei Kälte-Allergien innerhalb von wenigen Wochen zu einer weitgehenden oder völligen Beschwerdefreiheit führt, die auch durch entsprechende Kälteteste verifiziert werden kann. Dabei liegt die Dosis weit unter der für psychiatrische Patienten verwendeten (nämlich 30-300 mg). Wir fanden, daß die einmalige Gabe von 10 mg wegen der möglichen Müdigkeit vorzugsweise abends gegeben, für einen Erwachsenen durchaus ausreichend sein kann.
Grundsätzlich kann auch an die Verwendung von Luftreinigern, die spezielle Filter enthalten, gedacht werden.

4.3 Asthma bronchiale

Immer mehr Menschen leiden an Atemwegsproblemen, die dann medizinisch als obstruktive Bronchitis bzw. Asthma bronchiale bezeichnet werden. Dabei handelt es sich um eine Verengung der großen oder kleinen Atemwege, die persistierend (also dauernd) oder anfallsweise auftreten können. Die Diagnose wird ungern und meist erst nach längerem Krankheitsverlauf gestellt, da sie vom Patienten als bedrohend angesehen und daher nicht willkommen geheißen wird. Die Patienten empfinden sich als stigmatisiert und in ihrer Lebensqualität deutlich eingeschränkt. Da die Patienten die Diagnose nicht wollen, leugnen sie diese meistens, lügen sich selbst an und reden sich ein, daß es ihnen eigentlich gut gehe. Aus der Sicht des Arztes ist es daher besonders wichtig festzuhalten, daß „die meisten Asthmapatienten bezüglich ihres Gesundheitszustandes lügen“, das heißt, sie dissimulieren. Sie geben vor, daß es ihnen besser ginge, als es der Tatsache entspricht.
Wer schon länger keine normale Lungenfunktion hatte, dem geht rasch der Vergleich verloren, um wieviel es ihm besser gehen könnte. Dem kann leicht auf die Sprünge geholfen werden, indem man diese Personen einer Lungenfunktion zuführt, die dann den gegenwärtigen

Zustand objektivieren kann. Nur die Lungenfunktionsdiagnostik kann genau Auskunft darüber geben, wie gut oder wie schlecht es dem Patienten eigentlich geht. Umso verwunderlicher ist es, daß zwar bei Bluthochdruck der Blutdruck regelmäßig gemessen wird, daß bei Zuckerkranken die Zuckerbestimmung regelmäßig durchgeführt wird, aber daß bei Asthmapatienten die letzte Lungenfunktion oft Jahre zurückliegt. Hier ist ein energisches Eingreifen und eine konsequente Betreuung von Seiten des Arztes gefordert.

Fallbericht:

Ich kenne eine Arztgattin, die seit Jahren an ausgeprägtem Asthma bronchiale leidet und die mir erzählte, daß bei ihr noch nie eine Lungenfunktion durchgeführt wurde. Wir haben diese sofort veranlaßt. Es versteht sich von selbst, daß mir hier das Sprichwort eingefallen ist, daß „Der Schuster hat die schlechtesten Schuhe".

Beim Asthma bronchiale unterscheidet man grundsätzlich zwei Formen, eine sogenannte extrinsische und eine intrinsische Form.

Die extrinsische Form bedeutet, daß ein Schadstoff von außen zu einer Enge der Atemwege führt. Meist handelt es sich hier um Allergene wie Pollen, Hausstaubmilben oder Schimmelpilze, aber auch Tierepithelien.

Die intrinsische Form kommt von innen heraus und ist vorerst weitgehend ungeklärter Ursache. Findet sich eine äußere Ursache für das allergische Asthma bronchiale, so ist deren Behandlung meist leicht. Bei einer Tierepithel-Allergie ist es erforderlich, das Tier aus dem Wohnbereich zu entfernen, auch wenn dies schmerzliche Emotionen auslöst. Bei Hausstaubmilben-Allergien wird man Sanierungsmaßnahmen im Wohnbereich durchführen.

Bei Pollen-Allergien kann man durch genaue Beobachtung des Pollenkalenders und z.B. durch gezielte Ortswechsel (Urlaubsplanung) einer Pollenbelastung durchaus ausweichen. Bei Schimmelpilzbelastungen sind ebenfalls Sanierungen im Wohnbereich möglich. Da bei Hausstaubmilben-Allergien und Pollenbelastungen jedoch ein ständiges Davonlaufen nicht möglich ist, wird auch hier eine gezielte Therapie erforderlich sein. Diese besteht vorerst in einer symptomatischen Therapie, das heißt, durch die Gabe von Medikamenten werden die Symptome kurzzeitig unterdrückt. Letztlich wird nur eine Umstellung des Immunsystems, die durch eine spezifische Immuntherapie durchge-

führt werden kann, zum Erfolg führen.
Die spezifische Immuntherapie gilt heute international als Standardtherapie, deren Einsatz so früh wie möglich gefordert wird. Daher sollen auch Heuschnupfenpatienten so früh wie möglich einer spezifischen Immuntherapie zugeführt werden, um das Risiko einer nachfolgenden Asthmaerkrankung zu reduzieren. Daß dies möglich ist , haben bereits einige Studien deutlich gemacht.
Um nun in Zweifelsfällen die Diagnose Asthma bronchiale sicherstellen zu können, führt der Lungenfacharzt nicht nur eine Lungenfunktionsanalyse durch, sondern der Patient wird mit Histamin inhalativ provoziert. Das heißt, er atmet in einer Lungenfunktionskammer (Ganzkörperbodyplethysmograph) Histamin ein, welches bei Asthmapatienten zu einer Verengung der Atemwege, zu Atemnot bzw. zu einem Asthmaanfall führt. Durch dieses Reagieren auf Histamin kann die Diagnose Asthma bronchiale untermauert werden. Da wir nun wissen, daß eine asthmatische Lunge auf Histamin reagiert, wird man naturgemäß, nachdem die Diagnose gesichert ist, auf weitere Inhalationen von Histamin verzichten.
Unverständlich erscheint es allerdings, daß durch die Nahrung aufgenommenes Histamin bislang wenig Beachtung gefunden hat. Histamin ist nicht nur in Nahrungsmittel wie Thunfisch, Emmentaler und Tomaten, um nur einige zu nennen, enthalten, sondern auch in alkoholischen Getränken, vor allem in Rotwein. Die histaminhaltigen Nahrungsmittel bzw. Getränke kommen durch Magen und Darm in die Blutbahn und somit unvermittelt in die Lunge. Die Lunge reagiert aufgrund des zugeführten Histamins genauso, als ob sie Histamin inhalieren würde.
Aus meiner Sicht ist es daher absolut sinnvoll, daß Asthma-Patienten das strikte Einhalten einer histaminfreien Diät empfohlen wird. Sollte dies nicht möglich sein bzw. sollte für gewisse Zeit auf Speisen nicht verzichtet werden, so kann vor deren Genuß eine Prämedikation mit einem Antihistaminikum (H1-Rezeptorenblocker) weitgehende Abhilfe schaffen.
Es besteht unter den Lungenfachärzten ein jahrelanger Streit, ob Antihistaminika beim Asthma bronchiale wirksam sind. Meist wird (zu Recht) argumentiert, daß Antihistaminika beim Asthma bronchiale nicht wirksam sind.

Dies ist insofern richtig, als man mit Antihistaminika eine Asthmaerkrankung nicht behandeln oder gar heilen kann, aber Antihistaminika verhindern, daß durch die Nahrung zugeführtes Histamin, aber auch im Körper selbst produziertes Histamin, in der Lunge wirksam wird. So gesehen hat die Antihistaminika-Behandlung (H1-Rezeptorenblocker-Therapie) beim Asthma bronchiale sehr wohl einen Stellenwert.

Bei all dem Gesagten ist nun zu bedenken, daß Histamin durch ein Enzym, nämlich die Diaminoxidase abgebaut wird. Dieses Enzym ist im Normalfall nur in begrenzter Menge vorhanden, so daß auch nur eine begrenzte Menge Histamin abgebaut wird. Es ist also durchaus möglich, daß z.B. ein Glas Wein in der pollenfreien Zeit bei einem Pollen-allergischen Patienten vertragen wird, daß aber während der Pollenzeit, wo durch die Pollenallergie Histamin im Körper freigesetzt wird, eben dieser Wein nicht vertragen wird, weil sich nämlich das Histamin der Allergie zum Histamin des Weines addiert und somit zu einer übermäßigen Histamin-Belastung im Organismus führen kann. In dem Zusammenhang ist vielleicht wichtig festzuhalten, daß es nur ein Histamin gibt und daß es dem Körper völlig egal ist, woher es kommt und er zwangsweise reagiert, wenn er Histamin im Übermaß ausgesetzt wird.

Es liegt eine Studie vor, die prospektiv untersuchte, inwieweit Frauen mit Asthma bronchiale während der Menses zu einer Verstärkung der Asthma-Symptomatik kommen (1). Es zeigte sich, daß diese Patientinnen im Durchschnitt älter waren, einen früheren Beginn der Asthmaerkrankung aufwiesen und eine verstärkte Asthma-Symptomatik gegenüber jenen Frauen mit Asthma aufwiesen, die während der Menses zu keiner Verschlechterung ihrer Symptome gekommen sind.

Diese Studie deckt sich mit der Hypothese, daß es am Beginn der Regel zu einem Abfall der DAO und somit zu einem Übergewicht des Histamins im Plasma kommt, wodurch die Lunge einer verstärkten Histamin-Wirkung ausgesetzt ist. Bei solchen Patientinnen wäre ein paar Tage vom Beginn der Regel die Gabe eines H1-Rezeptorenblockers durch eine Woche durchaus sinnvoll.

Fallbericht:

Wir führten bei einer etwa 40-jährigen Patientin mit Asthma bronchiale einen Weinprovokationsversuch durch. Dies geschah, indem wir bei der Patientin eine Ruhelungenfunktion durchführten, die normale Werte zeigte. Nach dem Genuß eines achtel Liter Rotweins zeigte die Patientin innerhalb von 5 Minuten hörbar Atemnot, die sich auch durch eine neuerliche Lungenfunktion bestätigen lies. Dieser Fall zeigt eindrucksvoll, wie schnell Rotwein und somit Histamin im Körper aufgenommen wird, in die Blutbahn kommt und in der Lunge wirksam wird.

Fallbericht:

Bei einem ca. 60-jährigen männlichen Patienten, der unter obstruktiver Bronchitis litt und klinisch über Atembeschwerden und verminderte Belastbarkeit klagte, führte lediglich das Einhalten einer histaminfreien Diät innerhalb von vier Wochen zu einer deutlichen klinischen Verbesserung, die sich auch durch Verbesserungen der Lungenfunktions-Parameter verifizieren ließ.

Literatur:

1. Shames RS, Janson SL, Heilbron DC, Au DS, Adelman DC. Women with and without self-reported perimenstrual asthma exacerbations: an update. J Allergy Clin Immunol 1998;101:111(abstr).

4.4 Herzrhythmusstörungen

Bei Herzrhythmusstörungen gibt es eine Vielzahl von Ursachen. Herzrhythmusstörungen können auch Histamin-bedingt sein. Speziell bei Jugendlichen und jugendlichen Erwachsenen, bei denen die kardiologische Durchuntersuchung negativ blieb, sollte an eine Histamin-Abbaustörung gedacht werden. Meist sind alkoholische Getränke wie Bier und insbesondere Rotwein Auslöser für kardiale Probleme. Meist wissen die Patienten auch über diesen Zustand Bescheid. Jedoch wird oft vom Kardiologen der Zusammenhang des Weingenusses mit den Herzrhythmusstörungen nicht hergestellt.

Abhilfe und Diagnose ist in diesem Fall durch striktes Einhalten einer histaminfreien Diät durch einige Wochen bzw. die gleichzeitige Gabe von H1-Rezeptorenblockern möglich.

Fallbericht:

Ich kenne einen Patienten, der von Berufs wegen mit Weinen zu tun hat, Weine verköstigt und auch darüber schreibt. Dieser Herr teilte mir mit, daß er nach dem Genuß von schweren französischen Rotweinen immer Herzrhythmusstörungen bekommt und er sich eigentlich schon vor jeder Weinverkostung fürchtet, weil er Angst vor neuerlichen Herzbeschwerden hat. Die Durchuntersuchung dieses Patienten zeigte eine Histamin-Intoleranz. Die verordnete Prämedikation eines H1-Rezeptorenblockers führte zu einer Beschwerdefreiheit bei Weinverkostungen, wodurch dem Patienten die Freude am Beruf wieder gegeben werden konnte.

Literatur:

1. Curtis MJ, Pugsley MK, Walker MJA. Endogeneous chemical mediators of ventricular arrhythmias in ischemic heart disease. Cardiovasc Res 1993;27:703–719.
2. Endou M, Levi R. Histamine in the heart. Europ J Clin Invest 1995;25,Suppl.1:5–11.
3. W. Kirch, Editorial: Histamine-mediated cardiac effects. Europ J Clin Invest 1995;25, Suppl.1:3–4.
4. Hinrichsen H, Halabi A, Kirch W. Clinical aspects of cardiovascular effects of H2-receptor antagonists. Europ J Clin Invest 1995;25,Suppl.1:47–56.

4.5 Magenbeschwerden (M.Raithel)

Es gibt eine Fülle von Ursachen von Magenbeschwerden bzw. von Symptomen, die der Bauch- bzw. Magenregion zugeordnet werden. Obwohl viele dieser Symptome durch Nahrungsmittel ausgelöst (Meinung des Patienten) oder modifiziert (Meinung des Arztes) erscheinen, ist heute weder für die Ulkuserkrankung (Magen- oder Dünndarmgeschwür) noch für die sog. nicht-ulzeröse Dyspepsie (Reizmagen ohne Geschwür) eindeutig die krankmachende Wirkung von bestimmten Lebensmitteln gesichert (1). Anders ist die Situation bei den verschiedenen Formen der Nahrungsmittelallergie (gastrointestinal vermittelte Allergien Grad I–IV), wo sich die Überempfindlichkeitsreaktion genau auf bestimmte Lebensmittelantigene bezieht und dadurch Beschwerden an verschiedenen gastrointestinalen Organen von der Mundhöhle bis hin zum Enddarm oder auch an anderen Organen außerhalb des Darmes (Auge, Atemwege, Haut, etc.) ausgelöst werden können (2).

Während bei der Ulkuserkrankung (Magen- und Dünndarmgeschwüre) sehr gut die krankmachende Wirkung von Nikotin, Alkohol, Schmerzmitteln und diversen Stressfaktoren etabliert ist, genauso wie die Überproduktion an Magensäure und die Infektion des Magens durch das gramnegative Bakterium Helicobacter pylori (3), sind die vielfältigen Auslöser des sog. Reizmagens oder des Reizdarmes nicht bekannt. Prinzipiell handelt es sich beim sog. Reizmagen (nicht-ulzeröse Dyspepsie) um funktionelle (Ober)-Bauchbeschwerden, die akut, chronisch rezidivierend oder auch chronisch persistierend verlaufen können, obwohl zahlreiche diagnostische Maßnahmen (inkl. Gastroskopie mit Biopsie) keinen krankhaften organischen Befund ergeben (1). Hier werden oftmals psychische Probleme, Störungen der normalen Verdauungsperistaltik (Motorik), der regelrechten Funktion der Bauchspeicheldrüse oder der Galle, Unverträglichkeitsreaktionen durch Lebensmittel und Medikamente als Auslöser angeschuldigt, ohne daß deren eindeutig pathophysiologische Rolle exakt bewiesen wurde.

Besonders unter dieser Gruppe von Personen mit „Reizmagen- oder Reizdarmproblematik" befindet sich ein entsprechender Anteil von Personen, die eine sog. immunologisch vermittelte Überempfindlichkeitsreaktion (Allergie gegenüber Lebensmittel, Bakterien, Schimmelpilze etc.) besitzen, aber auch ein entsprechender Anteil von Personen, die nicht-immunologisch vermittelte Unverträglichkeitsreaktionen (Intoleranz gegenüber Histamin, Salicylaten, biogene Amine etc.) zeigen (4).

Leider werden diese beiden Krankheitsgruppen nur selten von speziell geschulten Ärzten vermutet, gezielt gesucht und auch objektiv bewiesen.

Denn in jedem individuellen Fall von unklaren Bauch- oder Darmbeschwerden mit unauffälligen Ergebnissen bei der Laborchemie (z.B. Entzündungsaktivität, Leber-, Galle-, Bauchspeicheldrüsenwerte etc.), bei der Kohlenhydratverträglichkeit (z.B. Lactose-, Fructose-, Sorbitmalabsorption etc.), den Stuhlkulturen (z.B. Infektionserreger, Parasiten, Pilze etc.), der Ultraschalluntersuchung der Bauchorgane und der Schilddrüse, der Magenspiegelung inkl. des histologischen Ergebnisses der Biopsie und evtl. auch des Dünndarmröntgens sollte, genauso wie man an psychische Ursachen (somatoforme Störungen) denkt, an Allergie- oder Intoleranzerkrankungen gedacht werden (5). Natürlich sollten einerseits bei der Diagnostik solcher Beschwerden häufiger auftretende Erkrankungen wie z.B. Kohlenhydratunverträglichkeiten zunächst ausgeschlossen werden, ehe man die viel seltener auftretenden gastrointestinalen Allergien (ca. 5–7 % Allgemeinbevölkerung) oder eine Intoleranz gegenüber Histamin oder anderen biogenen Aminen (ca. 1–5 % Allgemeinbevölkerung) sucht. Andererseits können diese beiden letzteren Erkrankungen zu jahrelang anhaltenden Beschwerden mit Gewichtsverlust, Durchfällen, Schmerzattacken, Darmentzündungen mit Abgang von Blut und Schleim sowie entsprechender Beeinträchtigung des Berufslebens und der Lebensqualität führen, so daß in jedem Fall eine objektive Diagnostik an entsprechenden Zentren mit weiterführender Diagnostik angezeigt ist.

Im Einzelfall wäre also zu testen, ob bestimmte Lebensmittel am Magen bzw. anderen Verdauungsabschnitten zu einer allergischen Reaktion führen. Dies kann sich, wie unter gastroskopischer Kontrolle (ca. 30 Minuten Dauer) einmal zu wissenschaftlichen Zwecken gezeigt wurde, mit Rötung, Schwellung, Einblutungen bis hin zum Aufbrechen der Schleimhaut mit sog. Erosionen oder selten auch Geschwüren äußern. Solche Reaktionen werden aber aufgrund der für den Patienten oft nicht tolerablen langen Untersuchungszeit nicht während einer Endoskopie am Patienten überprüft, sondern es erfolgt entweder eine Austestung von endoskopisch entnommenen Gewebeproben (Mukosaoxygenation) (6) oder eine orale Provokationstestung mit verschiedenen Verdünnungen des vermuteten Lebensmittels unter objektiver Beobachtung verschiedener Immun-Mediatoren (Methylhistamin im Urin, eosinophiles kationisches Protein, Immunglobulin E etc.) und bestimmter klinischer Parameter (Bauchumfang, Stuhlfrequenz, Röntgenaufnahmen etc.) (2, 4–6).

Wenn mit den üblichen klinischen Tests zum Nachweis einer Nahrungsmittelallergie wie Hauttests, Bestimmung von Serum-IgE oder allergenspezifischem IgE keine weiterführenden Hinweise erhalten werden, dann müssen spezielle gastroenterologischen Diagnostikverfahren (Biopsienaustestung bei der Mukosaoxygenation, endoskopische Lavage etc.) herangezogen werden (6). Lassen sich auch damit keine allergisch induzierten Erkrankungsbilder am oberen Gastrointestinaltrakt (allergische Gastritis oder Duodenitis, allergisch-peptisches Ulkus, allergische Enteritis etc.) feststellen, d.h. wenn auch lokal im betroffenen Magen-Darmabschnitt keine Immunglobulin E

Antikörper nachweisbar sind, dann ist differentialdiagnostisch an eine Histamin-Abbaustörung oder eine anderweitige Intoleranzreaktion (z.B. Salicylatintoleranz, pseudoallergische Reaktion) zu denken. Für den Arzt ist die Unterscheidung zwischen Allergie am Magen-Darmtrakt oder einer Histaminabbaustörung oft nur mit speziellen Testverfahren feststellbar (z.B. Rotweintest; Bestimmung der Histamin-abbauenden Enzyme in der endoskopisch entnommenen Biopsie). Während der Rotweintest schon lange als guter Screeningtest für die Diagnostik zu Verfügung steht (7), konnte mit der Bestimmung der natürlicherweise in der Magen-Darmschleimhaut vorhandenen Gesamt-Histaminabbaukapazität neuerdings ein zuverlässiges bioptisches Verfahren entwickelt werden, das anhand der entnommenen Biopsien auch eine topographische Zuordnung zum jeweils befallenen Magen- oder Darmabschnitt erlaubt (8, 9). Denn es gibt manchmal – wie bei den gastrointestinalen Allergien – nur abschnittsweise bzw. temporär am Magen-Darmkanal auftretende Störungen des Histaminabbaus (z.B. ischämische Colitis, Proktitis ulcerosa, Infektionen etc.), die nur anhand von Stufenbiopsien am oberen oder unteren Gastrointestinaltrakt erkennbar sind. Da im Magen Histamin bei der Salzsäuresekretion eine wichtige physiologische Rolle spielt, ist der Magen selbst sehr gut mit Histamin-abbauenden Enzymen (hpts. Histamin N-Methyltransferase) ausgestattet, was die oft gemachte Beobachtung erklärt, weshalb bei histaminintoleranten Patienten selten ganz spezielle Magenerkrankungen gefunden werden. Der Magen scheint daher schon physiologischerweise mit einer Überproduktion von Histamin besser zurechtzukommen als die nachgeordneten und tieferen Darmabschnitte. Denn bei histaminintoleranten Personen finden sich vorwiegend Klagen, die – bei genauerer Untersuchung – die tieferen Darmabschnitte betreffen (diffuse Bauchbeschwerden, Blähungen, Flatulenz, Koliken, Diarrhoen).

Fallbericht:

Bei einer jungen Krankengymnastin (36 Jahre; 170cm 70kg, gemäßigter Nikotin- und Alkoholkonsum), die uns schon vor Jahren durch eine deutlich erhöhte Methylhistaminausscheidung im Urin auffiel, wurde das Phänomen der Histamin-Intoleranz am Gastrointestinaltrakt sehr klar deutlich, als sie eine Reise nach Mittelfrankreich unternahm. Während die Patientin bei einfachen bayerischen Biersorten (ca. 5 %

Alkoholgehalt) und deutschen Weißweinen (11–12 % Alkoholgehalt) keinerlei Symptome bot, exazerbierte die latente Histamin-Intoleranz dieser Patientin bei einer Tagesfahrt durch das Beaujalois-Weingut. Es wurden dabei auf mehreren Stationen verschiedene französische Käse- und Rotweinsorten (13 % Alkoholgehalt) angeboten (mit unterschiedlich hohem Histamingehalt), was dazu führte, daß die Patientin zunächst über progrediente Blähungen und schneidende Bauchschmerzen klagte, später kamen Tachykardie, Durchfälle und Hypotonie hinzu, so daß die Patientin schließlich das festliche französische, aber sehr histaminhaltige Abendessen verlassen mußte.
Wie schon an anderer Stelle hervorgehoben, hemmt Alkohol den Abbau des Histamins, was bei einer solchen Urlaubs-Tagesfahrt, wie bei dieser Patientin ersichtlich, die Symptomatik wesentlich verstärken kann. Denn bei der gleichzeitigen Einnahme von Alkohol und histaminhaltigen Speisen (Käse, Thunfisch etc.) kann es zu exzessiven Steigerungen der Histaminresorption und der Plasmahistaminspiegel kommen.
Nachdem die Patientin durch dieses einschneidende Ereignis und das offensichtlich fatale Zusammentreffen von französischem Käse- und Rotweingenuß einen Zusammenhang zwischen dem Auftreten dieser Symptomatik und den eingenommenen Lebensmitteln sah, folgte ein Tag der Alkoholkarenz, und die geschilderten Beschwerden bildete sich innerhalb von 24 Stunden komplett zurück.

Während die Einleitung und Durchführung einer histaminfreien Diät heute sowohl bei Nahrungsmittelallergikern als auch bei histaminintoleranten Personen einen festen Bestandteil der Therapiemaßnahmen darstellt, wird derzeit ebenso der Einsatz einer histaminfreien Kost beim typischen Geschwürleiden mit Infektion des Magens durch Helicobacter pylori wissenschaftlich untersucht, denn es fanden sich einige Hinweise, daß dieser gramnegative Keim bei prädisponierten Personen in der Magenschleimhaut entweder Histamin freisetzen kann oder ein derartiges Zytokinmuster der T-Helferzellen induziert, wie man es bei allergischen Erkrankungen findet (sog. TH2-Zytokinmuster Interleukin 4, 5, 10 etc.).
Da Histamin neben entzündungsfördernden Eigenschaften auch das Immunsystem bzw. dessen Regulation beeinflussen kann, wird derzeit überlegt, inwieweit eine Helicobacter-pylori-Infektion als vorausgehende Kondition für eine evtl. später entstehende Nahrungsmittelallergie

gilt. Schon 1994 wurde auf die von Histamin induzierte Bildung des Interleukins 5 aus T-Zellen aufmerksam gemacht (10), was am Magen das Auftreten einer Eosinophilie in der Mukosa gut erklären kann. In Verbindung mit der durch den Helicobacter pylori induzierten Histaminfreisetzung an der Mukosa kann schließlich eine Permeabilitätsänderung eintreten, die eine verstärkte Antigenaufnahme und ggf. Sensibilisierung nach sich zieht. Diese pathophysiologischen Mechanismen machen es daher wahrscheinlich – wenngleich noch nicht in größeren Studien geprüft –, daß auch beim Helicobacter-pylori-induzierten Geschwürsleiden (Ulkuskrankheit) möglicherweise eine histaminarme Kost protektive Effekte entfalten kann. Hierfür spricht z.B. auch die Tatsache, daß bestimmte Helicobacter-sensible-Personen als Folge dieser Infektion eine Urticaria bekommen.

Da die übrigen Therapieprinzipien für „histaminbedingte Magenbeschwerden" sowohl bei der gastrointestinal vermittelten Allergie als auch bei der Histamin-Intoleranz sehr ähnlich sind, werden die entsprechenden klinischen Therapiestrategien für den gesamten Gastrointestinaltrakt gemeinsam im nächsten Kapitel abgehandelt.

Literatur:

1. Rösch W. Reizmagen - Reizdarm. Plädoyer für eine differenzierte Therapie. Med. Klinik 1986; 81: 316–320
2. Raithel M. Allergische Enteropathie. In Hahn EG, Riemann JF (eds): Klinische Gastroenterologie. Stuttgart, New York, Georg Thieme Verlag, 1996; 3. Auflage: 960–965
3. Ernst H, Hahn EG. Peptisches Ulkus und Erosionen im Magen. In: Hahn EG, Riemann JF (eds). Klinische Gastroenterologie, Thieme Verlag Stuttgart 1996; 3. Auflage: 730–740
4. Sampson HA. Diagnosis of food allergies. Allergy Clin Immunol News 1990; 2: 147–151
5. Raithel M, Ell C. Diagnostik chronisch entzündlicher Darmerkrankungen: Was ist sinnvoll? Überblick und Empfehlungen zur rationellen Diagnostik. Coloproctology 1996, 18: 95–116
6. Raithel M, Hahn E.G. Funktionsdiagnostische Tests zur Objektivierung von gastrointestinal vermittelten Allergieformen. Allergologie 1998; 21/2: 51– 64
7. Wantke F, Götz M, Jarisch R. The red wine provocation test: intolerance to histamine as a model for food intolerance. Allergy Proceedings 1994; 15: 27–32
8. Raithel M, Küfner M, Ulrich P, Hahn EG. The involvement of the histamine degradation pathway by diamine oxidase in manifest gastrointestinal allergy. Inflammation Research 1999: 48 S1: 75–76
9. Raithel M, Ulrich P, Keymling J, Hahn E.G. Analysis and topographical distribution of gut diamine oxidase activity in patients with food allergy. Ann. N.Y. Acad. Sci. 1998; 859: 258–261
10. Schmidt J, Fleissner S, Heimann-Weitschat I, Lindstaedt R, Szelenyi I. Histamine increases anti-CD3 induced IL-5 production of TH2-type T cells via histamine H2 - receptors. Agents and Actions 1994; 42: 81–85.

4.6 Durchfälle und weicher Stuhl (M.Raithel)

Darmprobleme wie immer wieder auftretende Blähungen, Flatulenz, weicher Stuhl bis hin zu Diarrhoen werden von vielen Erwachsenen angegeben. Ähnlich wie beim Problem des Reizmagens (nicht-ulzeröser Dyspepsie) beschrieben, gibt es eine entsprechende Symptomatik für den Dünn- und Dickdarm, die als sog. Reizdarmsyndrom beschrieben wird (1). Hier wird in vielen Fällen die umfangreiche Diagnostik kein krankhaftes Ergebnis erbringen, obwohl sich der Patient in seiner Arbeitsfähigkeit, Leistungsfähigkeit und Lebensqualität deutlich eingeschränkt fühlt. Oftmals treten sekundär psychische oder somatoforme Veränderungen ein, weil kein direkter Zusammenhang zwischen der Lebensmittelaufnahme und den Symptomen besteht, da die Speisen erst nach ca. 6 Stunden oder später den betroffenen Dünn- oder Dickdarm erreichen. Die zunehmende Verunsicherung des Patienten, dem möglicherweise vom Endoskopiker mitgeteilt wird, daß alle Organabschnitte unauffällig aussehen, führt dazu, daß manchmal sehr einseitige Diäten eingenommen werden, daß sich Patienten sozial aus Angst vor auftretenden unangenehmen Symptomen isolieren oder daß alternativ-medizinische Methoden versucht werden (2). Dies ist aus der Sicht des Patienten durchaus verständlich, weil er Hilfe für seine nach wie vor bestehenden Beschwerden sucht. Interkurrente, aber nur flüchtige Besserungen konnten wir oft bei alternativ-medizinischen Therapieversuchen sowie bei der Sanierung des Darmes von Candidapilzen beobachten, aber nicht aufgrund einer kausalen Verbesserung des Krankheitsgeschehens, sondern sekundär aufgrund der neu eingetretenen persönlichen Betreuung und der psychologischen Führung des ohnehin schon verunsicherten Patienten.

Die Besiedelung des Darmes mit Candidapilzen, die in über 98–99 % nicht-invasiv an der Mukosaoberfläche als harmlose Bestandteile der Darmflora leben, ist eigentlich ein normales Phänomen, da Gemüse und Obstsorten immer wieder solche oder andere Pilzarten aufweisen können. Eine globale Behandlung solcher Befunde gilt daher heute als obsolet. Nur in ganz seltenen Ausnahmefällen (Immunsuppression, Immundefekte, Chemotherapie etc.) findet man pathologisch erhöhte Keimzahlen oder sich invasiv verhaltende Pilzstämme bzw. bei extremer Atopie die Bildung von IgE-Antikörpern gegenüber Candidaspezies. Aber auch selbst bei dieser Konstellation ist eine Behandlung der

Candidabesiedelung keine primäre Therapieart, vielmehr muß die zugrunde liegende Erkrankung adäquat therapiert werden.
Ähnliches gilt auch für Personen mit gastrointestinalen Allergien und Histamin-Intoleranzen, wo Befunde einer Candidabesiedelung immer wieder zu großer Aufregung führen. Wenngleich eine gewisse Inzidenzhäufung solcher Befunde bei Allergikern vorkommt, kommt einem solchen Befund jedoch keine klinische Relevanz zu, denn die verstärkte Adhäsionsfähigkeit der Pilze und ihre verbesserte Überlebensrate sind die Folge mehrerer (subklinischer) Störungen der intestinalen humoralen sowie zellulären Immunabwehr von Personen mit gastrointestinalen Allergien. Mit einer adäquaten Behandlung der intestinalen Allergie oder einer manifesten Histamin-Intoleranz, die in jedem Fall zu einer Senkung der pathologisch gesteigerten Mediatorkonzentrationen an der Darmschleimhaut führt (3), kommt es wieder zu einer Normalisierung wichtiger immunphysiologischer Prozesse (z.B. IgA-Produktion, Reduktion der Darmpermeabilität, Neurotransmitterkonzentrationen etc.), und die beobachtete Candidaausscheidung verschwindet wieder von selbst nach einem Zeitraum von 1–3 Monaten. Da derartige Beobachtungen oft nur an spezialisierten Zentren gemacht werden, bietet gerade dieses Gebiet der „Darmflora“ sehr viele Lücken und deshalb Ansatzpunkte für alternativ-medizinische Versuche. Diese Schwachstellen im derzeitigen diagnostischen Repertoire der klinischen Medizin sollten gerade hier – durch die Thematik der Histamin-Intoleranz angeregt – Ansporn sein, ähnlich wie die klinische Erforschung des Histaminabbaus, nach weiteren möglichen und kausal verantwortlichen Ursachen zu fahnden. Hier bietet sich gerade zur Erforschung der normalen, aber auch der pathophysiologischen Vorgänge am intestinalen Immunsystem die Entwicklung der endoskopischen Lavage an, wo bereits aus der Spülflüssigkeit des menschlichen Darmes wichtige Immunparameter wie Immunglobulin E, aber auch Tumor-Nekrosefaktor, die Mastzelltryptase und das eosinophile kationische Protein bestimmt werden können (4,5). In Verbindung mit einer adäquat ausgeführten Endoskopie des oberen oder unteren Gastrointestinaltraktes erreicht man damit nicht nur das tiefe Duodenum oder Jejunum, sondern auch den Ort der intestinalen Antikörperproduktion, das terminale Ileum. Ähnliches gilt auch für funktionelle Tests an der lebenden gastrointestinalen Biopsie, die nach Entnahme an diesen ver-

schiedenen Darmlokalisationen für einen Zeitraum von 1–2 Tagen kultiviert werden kann, so daß Antigene (Lebensmittel, Schimmelpilze, Medikamente etc.) ausgetestet werden können (3,5). Auch die Bestimmung der Histaminabbaukapazität ist mittlerweile vom Duodenum bis zum Rectum möglich geworden (6). Gerade bei Problemfällen besteht heute die Aufgabe jedes gewissenhaften Arztes, an solche weiterführende Diagnostikmöglichkeiten zu denken, gezielte Überweisungen anzustreben und in Zusammenarbeit mit spezialisierten Zentren den Leidensweg solcher Patienten entschieden zu verkürzen.

Obwohl selbst beim Ausschluß von Infektionen, chronischen Darmentzündungen, der Coeliakie oder von Autoimmunprozessen differentialdiagnostisch noch eine Fülle von anderen Erkrankungen in Betracht kommt (Lymphom, eosinophile Gastroenteritis, Gallensäurenverlust etc. [5]), sollte bei unauffälligen Schleimhautverhältnissen oder unspezifischen Entzündungen prinzipiell immer an allergische Krankheitsmechanismen und die Histamin-Intoleranz gedacht werden. Alleine das „daran Denken“ kann dem Patienten viel helfen, denn bereits mit einer allergenarmen Kartoffel-Reisdiät oder einer histaminarmen Kost kann das Problem oft schon kostengünstig – global – gelöst werden. Da der Patient aber langfristig keine Aminosäurenkost, eine Kartoffel- oder Reisdiät einhalten will, ist heute ein differenziertes diagnostisches und therapeutisches Vorgehen notwendig.

Denn eine Reduktion der Histaminabbaufähigkeit findet man nicht nur primär als isolierte Erkrankung (idiopathisch), sondern auch sekundär, oftmals im Rahmen anderer Erkrankungsprozesse erworben. Diesbezügliche Daten finden sich bei gastrointestinalen Allergien, chronisch entzündlichen Darmerkrankungen (Morbus Crohn, Colitis ulcerosa), aber auch bei derzeit noch sehr wenig ätiologisch bekannten Krankheitsbildern wie der kollagenen oder mikroskopisch/lymphozytären Colitis (6–9).

Unter den speziellen Therapieverfahren zur Behandlung von Nahrungsmittelallergien bzw. von Histamin-Intoleranz-Symptomen hat sicherlich das Weglassen des auslösenden Antigens, also die antigenspezifische Karenz oder die Karenz des (hist)aminhaltigen Lebensmittels, den höchsten Stellenwert. Damit kann oft eine komplette Remission der klinischen Symptomatik erreicht werden. Die

Karenzmaßnahmen sind jeder Form der pharmakologischen Therapie deutlich überlegen, sie sind kostengünstiger und sind dann am besten durchführbar, wenn sich die Sensibilisierung/Intoleranz nur auf ein oder wenige Allergene bzw. Lebensmittel bezieht, wenn eine entsprechend hohe Motivation des Patienten zur Karenz vorliegt und wenn klar definiert ist, wo das auslösende Nahrungsmittel überall anzutreffen ist. Gerade über das Vorkommen des Allergens oder des histaminhaltigen Lebensmittels sollte der Patient effektiv von einem Diätassistenten oder Ernährungstherapeuten geschult werden. Neben dem Verbot für bestimmte Lebensmittel sollten dem Patienten aber auch diätetische Alternativen angeboten werden, was am besten anhand eines individuell erstellten Ernährungsplanes erfolgt.
Im Gegensatz zur Histamin-Intoleranz ist bei der gastrointestinal vermittelten Allergie die Effektivität der Allergenkarenz allerdings in sehr hohem Maße von der Präzision der durchgeführten Diagnostik abhängig, so daß eine Antigenkarenz, also ein Verbot für bestimmte Lebensmittel, erst dann eingeleitet werden darf, wenn folgende Voraussetzungen erfüllt sind:

1. Es sollte ein eindeutiger Nachweis von antigenspezifischen Immunphänomenen, wie z.B. von spezifischen IgE-Antikörpern oder von spezifisch sensibilisierten Lymphozyten gegen das auslösende Lebensmittel an einer der verschiedenen Manifestationsebenen vorhanden sein (10). Dabei wird oft vergessen, daß die Mukosa ein wichtiges, in der Regel sogar das zuerst befallene Kompartiment der gastrointestinalen Allergie ist und daß dort auch nach intestinal gebildeten Antikörpern gesucht werden muß.
2. In Verbindung mit diesen nahrungsmittelspezifischen Antikörpern sollte bei Applikation des Allergens am Patienten eine reproduzierbare klinische Reaktion bzw. auf biochemischer Ebene an der bioptisch gewonnen Darmschleimhaut eine signifikante Freisetzung von spezifischen Allergiemediatoren feststellbar sein. Nur dann gilt die beobachtete Symptomatik als tatsächlich allergisch vermittelte Hypersensitivitätsreaktion, die eine strikte Allergenkarenz rechtfertigt.
3. Ein alleiniger Hauttest- oder Antikörperbefund ohne Überprüfung der klinischen Relevanz des vermuteten Allergens am Patienten bzw. an der Biopsie stellt keine ausreichende Grundlage für die Einleitung

von Karenzmaßnahmen dar, denn diese können manchmal auch zu Nährstoffdefiziten und zu einer erheblichen Einschränkung der Lebensqualität führen, gerade wenn sie bei Kindern durchgeführt werden müssen (11).

Die immunologischen Veränderungen einer strikten Allergenelimination zeigen sich klinisch nicht nur an einem Rückgang der allergischen Symptomatik oder einem Abfall der IgE-Spiegel, sondern es kommt auch zu einem Rückgang der intestinalen allergischen Entzündungsreaktion am Darm. Dies sieht man besonders gut an den bei manifesten Nahrungsmittelallergikern signifikant erhöhten spezifischen Mediatoren der eosinophilen Granulozyten und der Mastzellen, weil das eosinophile kationische Protein und die Mastzelltryptase nach einem Jahr effektiver Karenz deutlich abfallen (3) und schließlich annähernd wieder in den Bereich normaler Gewebe-Mediatorspiegel (wie bei Gesunden) kommen, das heißt durch das Weglassen des Allergens kommt es zu einem Rückgang der Mediatorensynthese, der Mediatorsekretion und schließlich auch zur Verbesserung der Barrierefunktion der Darmmukosa.

Tabelle 17
Klinisch wichtige Begleitmaßnahmen bei Personen mit gastrointestinal vermittelten Allergieformen und Histamin-Intoleranz

Begleitfaktoren der Symptommanifestation ausschalten
• körperliche Anstrengung • physikalische Einflüsse (Kälte, Hitze, Alkohol, etc.) • Behandlung anderer Grundkrankheiten
Begleitmedikation überprüfen auf
• Inhaltsstoffe (Stärke, Soja, Maismehl, etc.) • immunaktive Substanzen (ACE-Hemmer, Antiepileptika – nicht-steroidale Antiphlogistika etc.) • Inhibitoren des Histaminkatabolismus (Antibiotika, Antihypertensiva, etc.)
Einleitung und Durchführung einer histaminarmen Kost

Nachdem die klinische Manifestation einer Allergie oder einer Histamin-Intoleranz oftmals nicht alleine nur durch das Allergen bzw. aminhaltige Lebensmittel bedingt ist, sondern auch durch weitere konditionierende Faktoren, wie z.B. die Anwesenheit von Alkohol, körperlicher Anstrengung oder physikalischer Faktoren, sollten solche Begleitfaktoren genauso wie prädisponierende Grunderkrankungen, z.B. die Mastozytose, eosinophile Gastroenteritis und auch chronisch entzündliche Darmerkrankungen Beachtung finden und entsprechend vermieden bzw. konsequent behandelt werden (5,11). (Tab. 17) Beim Morbus Crohn finden sich hauptsächlich nur während der aktiven Erkrankungsphase Verluste der Diaminoxidase im entzündeten Darmareal, während mit Behandlung der Erkrankung durch Cortison die Aktivität der Diaminoxidase in der nicht mehr entzündeten Schleimhaut allmählich wieder ansteigt. Hier liegt ein Beispiel einer entzündungsassoziierten Verminderung des Histaminkatabolismus vor (9). Die Behandlung des akuten Schubes gestaltet sich für den Patienten jedoch viel effektiver, wenn gleichzeitig in dieser floriden Entzündungsphase eine aminreduzierte bzw. -freie Kost eingenommen wird.

Bei Nahrungsmittelallergikern oder histaminintoleranten Personen muß man aber auch die Begleitmedikation auf evtl. allergenhaltige Inhaltsstoffe, mit dem Immunsystem interferierende Substanzen wie z.B. ACE-Hemmer, nicht-steroidale Antiphlogistika, Antiepileptika, Muskelrelaxantien oder den Histaminkatabolismus inhibierende Pharmaka überprüfen, denn durch solche Faktoren können manchmal differentialdiagnostisch schwer einzuordnende klinische Symptome auftreten oder die Manifestation der allergischen Erkrankung begünstigt werden.

Da viele Personen mit Nahrungsmittelallergien eine veränderte Histaminempfindlichkeit aufgrund eines gestörten Histaminkatabolismus aufweisen, wird heute empfohlen, generell eine histaminarme Kost einzunehmen, das heißt Rotwein, Käse, Thunfisch und Schokolade und einige andere Lebensmittel und Getränke sollten gemieden werden, um Unverträglichkeitsreaktionen vorzubeugen, die durch den in diesen Lebensmitteln vorhandenen Gehalt an biogenen Aminen induziert werden (11–15).

Abbildung 1

Objektivierung der Notwendigkeit für eine histaminarme Kost bzw. für die Anwendung von Antihistaminika in speziellen Situationen bei Nahrungsmittelallergikern und histaminintoleranten Personen

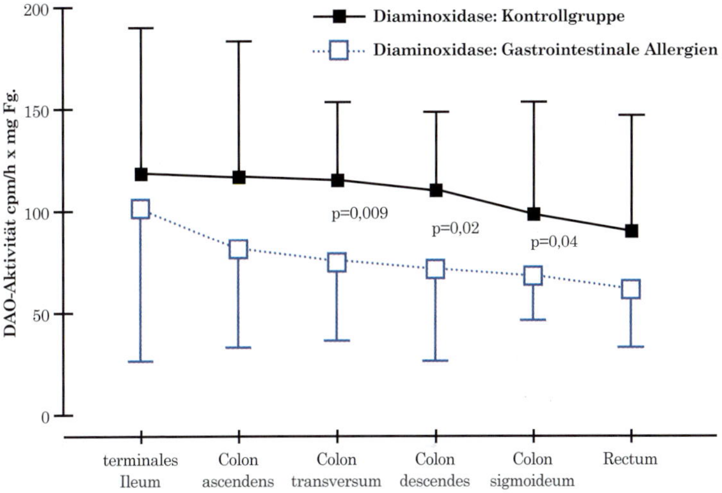

Die Notwendigkeit für eine histaminarme Kost konnte am unteren Gastrointestinaltrakt mit der Bestimmung der Diaminoxidase-Aktivität weiter objektiviert werden, denn Personen mit gastrointestinalen Allergien weisen vom terminalen Ileum bis zum Rectum in allen Darmabschnitten konsistent erniedrigte Diaminoxidasespiegel auf. Es ist derzeit noch unklar, ob diese Veränderungen auf eine genetisch determinierte Basis oder auf entzündliche Mechanismen im Rahmen der allergischen Entzündungsreaktion zurückzuführen sind (6,8). (Abb. 1)

Der Verlust der Diaminoxidase im Darmepithel führt jedoch einerseits dazu, daß das während der allergischen Reaktion freigesetzte Histamin nur verzögert abgebaut wird, was bedingt, daß histamininduzierte Symptome auch außerhalb des Darmes bevorzugt auftreten. Der Mangel an Diaminoxidase bewirkt aber andererseits auch, daß das in Nahrungsmitteln normalerweise schon enthaltene Histamin ebenso, aber auf nicht-immunologischer Basis, zu klinischen Symptomen einer Histamin-Intoleranz mit Juckreiz, Diarrhoen oder Urticaria führen kann, was bei der Behandlung von Personen mit Nahrungsmittelallergien erhebliche differentialdiagnostische Schwierigkeiten bereiten kann (12-15), so daß heute aus therapeutischer Sicht alle Patienten über die Bedeutung und das Einhalten einer histaminarmen Kost geschult werden sollten.

Zur Schulung des Patienten mit gastrointestinaler Allergie und/oder Histamin-Intoleranz gehört auch, dem Patienten das Wissen zu vermitteln, daß permeabilitätssteigernde Medikamente wie nicht-steroidale Antiphlogistika, Gewürze, Nikotin oder Alkohol, der übrigens auch die Diaminoxidaseaktivität blockiert, das Auftreten einer Allergie begünstigen können. Um eine möglichst effektive Remission der intestinalen Allergie zu erreichen, sollten zumindest am Anfang der Behandlung einer Nahrungsmittelallergie neben der allergenspezifischen Karenz auch unspezifische Histaminliberatoren wie Erdbeeren, Zitrusfrüchte oder Tomaten gemieden werden, damit eine effektive Senkung der Mediatorenspiegel und ihrer Sekretion erreicht wird.

Mit der Behandlung eines Gallensäurenverlustes oder einer exokrinen Pankreasinsuffizienz kann zudem einer weiteren Stimulation des Immungewebes durch Nahrungsmittelantigene entgegen gewirkt werden, denn durch solche Maßnahmen wird die Darmpermeabilität gesenkt bzw. die Effektivität der Verdauung gesteigert.

Tabelle 18

Hypoallergene Kostformen zur Therapie bei schweren gastrointestinalen Allergien oder Histamin-Intoleranzen

Ergänzung der Karenzmaßnahmen durch hypoallergene Kostformen

- Polymerlösungen
- Oligopeptidlösungen
- Aminosäurelösungen, hydrolysierte Nährstoffe
- Kartoffel-Reisdiät, Lammfleisch, Salat

Indikation: Schwere Formen der gastrointestinal vermittelten Allergien, Intoleranzreaktionen (Histamin, Salicylate etc.), Malabsorption, Untergewicht, chronische Darmentzündung

Standardtherapie bei akuter Exazerbation: Oligopeptide/Aminosäuren ca. 1500 kcal/die + Kartoffel-Reisdiät

Falls mit den bisher genannten Maßnahmen der spezifischen Allergenkarenz, der histaminarmen bzw. -freien Diät und der Kontrolle wichtiger Begleitfaktoren die Symptomatik einer Nahrungsmittelallergie oder einer manifesten Histamin-Intoleranz nicht vollständig in Griff zu bekommen ist, werden als weitere therapeutische Maßnahme hypoallergene Kostformen angewandt (16) . Hierzu gehören wie bei der Ernährungstherapie des Morbus Crohn Nährstoff-definierte Polymerdiäten, Elementardiäten mit Aminosäuren oder Oligopeptidlösungen (17). (Tab. 18)

Diese werden entweder in adjuvanter Form mit ca. 500–1500 Kalorien/die zur tolerierten Kost oder zusammen mit einer hypoallergenen Kartoffel-Reisdiät eingenommen. Bei schweren Verlaufsformen mit mehreren Allergenen, im Kindesalter oder bei Malabsorptionssyndromen mit reduziertem Ernährungszustand werden sie vorübergehend auch zur ausschließlichen Ernährung (>1500–2500 Kalorien/die) verwandt.

Mit diesen Diätformen kann die Karenz gegenüber Allergenen oder histaminhaltigen Lebensmitteln oft wesentlich unterstützt werden, Ernährungsdefiziten wird vorgebeugt, und diese Form der hypoallergenen Ernährung führt zu einer deutlichen Reduktion der allergischen Entzündungsreaktion, was auch anhand der Methylhistaminausscheidung gut objektiviert werden kann.

Während einerseits die hypoallergenen Elementar- bzw. Oligopeptiddiäten besonders bei schweren Allergien und in der Pädiatrie gut etabliert sind, erschienen andererseits in jüngster Zeit immer mehr Literaturdaten, die zeigen konnten, daß Patienten mit Morbus Crohn bei einer solchen enteralen Ernährungsform beschwerdefrei wurden bzw. einen Rückgang ihrer Krankheitsaktivität aufwiesen (17,18).

Obwohl für dieses günstige Therapieansprechen verschiedene immunologische Mechanismen wie eine Dilution oder Reduktion vorhandener nutritiver Antigene durch die hypoallergene Kost, eine verminderte HLA-DR-Expression oder ein Rückgang der löslichen Interleukin 2 Rezeptoren in der intestinalen Lavageflüssigkeit diskutiert werden (17), ist ebenso festzuhalten, daß eine derartige Astronautenkost völlig frei von Histamin ist, so daß ein Teil dieser protektiven Effekte der Ernährungstherapie beim Morbus Crohn auch auf die dadurch erzielte Histaminkarenz, gerade in der akuten Entzündungsphase, zurückgeführt werden kann. Da mit der sog. Astronautenkost völlig histaminfreie Aminosäuren- oder Oligopeptidlösungen die Mukosaoberfläche benetzen, erreicht man, daß die in den Darmepithelzellen gebildete Diaminoxidase nicht mehr für den Abbau von exogenem Lebensmittelhistamin verbraucht wird, sondern daß dieses Enzym die durch die Darmentzündung endogen verstärkt gebildeten Histaminmengen abbauen kann.

Um langfristige Erfolge bei solchen Personen verzeichnen zu können, wird heute das Prinzip der adjuvanten Ernährungstherapie mit hypoallergenen Kostformen angestrebt, denn die Elementar- oder Astronautenkost ist nicht sehr schmackhaft, was das Einhalten einer ausschließlichen Ernährung mit Flüssigkostpräparaten erschwert. Bei der Form der adjuvanten Ernährungstherapie sollte der Patient langfristig 1–2 Packungen einer hypoallergenen Kost (z.B. Elemental 028 Aminosäurendiät, Survimed instant Oligopeptiddiät) zu seiner normalen Kost, die er auf jeden Fall toleriert, einnehmen (16,17). Dies führt langfristig zu einer Verdünnung und Verminderung der verschiedenen Lebensmittelantigene sowie zu einer Reduktion der Darmentzündung. Ein derartiges Therapieregime wird vom Patienten viel länger durchgeführt als eine ausschließliche Ernährung mit eintönig schmeckenden Aminosäuren oder Oligopeptiden. Bei dieser Form der Ernährungstherapie überrascht es auch nicht, daß jene Nahrungsmittel, die auf der Liste der histaminfreien Diät stehen, von den meisten Patienten mit Morbus Crohn vertragen werden (14). Solche Patienten wählen also aus eigener Erfahrung oft schon von selbst histaminarme oder -freie Kostformen, weil sie feststellten, daß diese Lebensmittel besonders gut vertragen werden. Heute können wir dieses Verhalten anhand der in der Darmbiopsie vorhandenen Aktivität der histaminabbauenden Enzyme sehr gut erklären, denn im entzündeten Crohngewebe kommt es neben einer Steigerung des Mastzell- und Histamingehaltes zu einer weiteren Reduktion der Diaminoxidase-Aktivität (9,19). In dieser Hinsicht überrascht es auch nicht, daß neuerdings bei den chronisch entzündlichen Darmerkrankungen neben der histaminfreien Diät auch geeignete H1-Rezeptorenblocker in die Therapie eingeführt werden.

Tabelle 19

Stufentherapie zur Behandlung gastrointestinal vermittelter Allergien

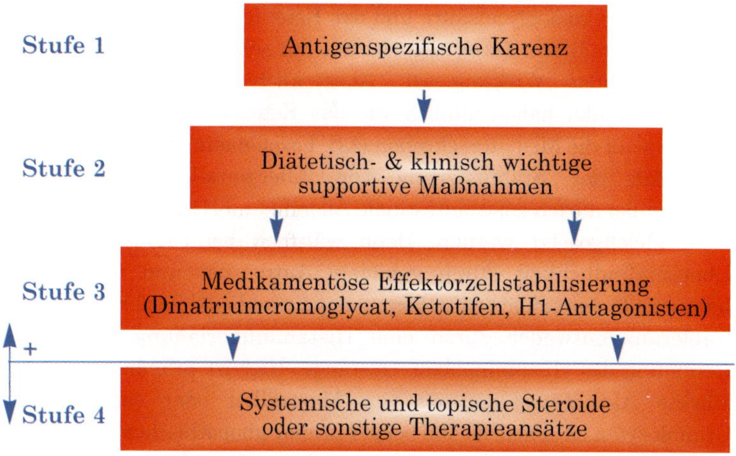

Bei der Stufentherapie der verschiedenen Formen der Nahrungsmittelallergien (Tab. 19) sind also in erster Linie immer folgende Schritte anzustreben ist:

Zunächst erfolgt die antigenspezifische Karenz (Stufe 1). Danach folgen auf Stufe 2 wichtige diätetisch und klinisch supportive Maßnahmen, wie z.B. die Kontrolle von konditionierenden Begleitfaktoren, die Durchführung einer histaminarmen Kost oder die Anwendung von hypoallergenen Diäten (10,16).

Ist auch dabei kein zufriedenstellender Rückgang der Beschwerden zu erreichen, stehen auf Stufe 3 Mastzellstabilisatoren wie das Dinatriumcromoglykat (DNCG), aber auch Ketotifen und Antihistaminika zur Verfügung. Die Indikation für eine Effektorzellstabilisierung ergibt sich bei den gastrointestinal vermittelten Allergieformen eigentlich erst dann, wenn der Patient gegenüber mehreren Allergenen sensibilisiert ist, also oligo- oder polyklonale Allergien vorliegen, und wenn das identifizierte Antigen nicht komplett

eliminiert wird oder eliminierbar ist (wie z.B. bei Schimmelpilzen), oder wenn das Antigen nicht identifiziert wurde (10,16). Zu den die allergischen Effektorzellen stabilisierenden Medikamenten gehören hauptsächlich die Cromoglycinsäure und das Ketotifen, wobei das Ketotifen eigentlich ein älterer H1-Antagonist mit nur sehr schwacher Mastzellstabilisierender Wirkung ist. Aber auch einige neuere H1-Antihistaminika haben ähnlich wie das Ketotifen eine inhibierende Wirkung auf die Mediatorsekretion (z.B. Fexofenadin, Loratadin, etc.).
Bezüglich der Stabilisierung von Allergiezellen (Mastzellen, Eosinophile) dürfen gastrointestinale Allergie und Histamin-Intoleranz nicht gleichgesetzt werden. Denn während bei der Allergie die Überempfindlichkeit durch gebildete Antikörper und überaktive Immunzelltypen erklärt wird, kommt das Krankheitsbild der Histamin-Intoleranz entweder durch eine Histaminüberladung oder eine Hemmung des Histaminabbaus zustande. Hier ist primär keine verstärkte Aktivitätssteigerung von Mastzellen oder eosinophilen Granulozyten zu sehen, so daß bei der primär idiopathischen Histamin-Intoleranz (ohne damit assoziierte allergische oder entzündliche Grunderkrankung) die Stabilisierung dieser Effektorzellen kein rationelles Therapiekonzept darstellt.
Bei sekundär im Rahmen von allergischen oder entzündlichen Prozessen erworbenen Histamin-Intoleranz-Erkrankungen kann die Blockade von Effektorzellen dagegen protektive Effekte entwickeln, da hier neben einer Histaminüberladung eine Abbaustörung von Histamin und auch verstärkt Mediatoren synthetisierende Effektorzellen vorhanden sind. Dies trifft z.B. für die chronisch entzündlichen Darmerkrankungen zu, wo durch den gestörten immunregulativen Erkrankungsprozeß ebenso Mastzellen durch bestimmte Zytokine (z.B. Interleukin 1) zu einer gesteigerten Histidindecarboxylierung, Histaminsynthese und Histaminfreisetzung angetrieben werden (19). Bei sekundär erworbenen Histamin-Intoleranzen ergeben sich zunehmend mehr Hinweise, daß hier eine zusätzliche Stabilisierung von mediatorhaltigen Immunzellen weitere günstige Therapieeffekte vermitteln kann.
Blicken wir wieder auf die Lebensmittelallergie, also die primär allergisch bedingten Erkrankungen am Gastrointestinaltrakt. Hier stellt die primäre medikamentöse Therapie die Cromoglycinsäure dar, die bereits

seit 1965 in der Therapie von allergischen Erkrankungen eingeführt wurde. Diese Substanz führt über eine Reduktion der Mediatorfreisetzung nicht nur an Mastzellen, sondern auch an Eosinophilen und anderen Immunzellen zu einer Blockade der allergischen Reaktion (10,11,16). Dies bewirkt eine Reduktion der Gewebehistaminspiegel und der Histaminfreisetzung, der Darmpermeabilität, der Antigenaufnahme, der Immunkomplexbildung und schließlich über weitere Mechanismen ein Abklingen der allergischen Symptomatik (16).

Da dieses Medikament nicht relevant resorbiert wird und daher nur topisch am Magen-Darmtrakt bzw. an den Schleimhautmastzellen wirkt, ist die Nebenwirkungsrate extrem gering und sein bevorzugter und häufigster Einsatzbereich die lokale gastrointestinale Allergie vom Grad I.

Das Dinatriumcromoglycat wird jeweils vor den Mahlzeiten in 3 bis 5 Dosen pro Tag verabreicht, wobei besonders wichtig ist, daß die Dosierung langsam ansteigend bis zu maximal 2 g/Tag oder 30–40 mg/kg Körpergewicht gesteigert wird, um eine Wirksamkeit zu erreichen. Sind auch bei Dosen über 2 g/Tag keine Therapieeffekte erkennbar, liegt ein für Dinatriumcromoglycat nicht-sensibler Allergiemechanismus vor oder die Diagnostik war unzureichend, und eine Histamin-Intoleranz wurde ggf. nicht richtig erkannt (16). Das fehlende Therapieansprechen der Cromoglycinsäure bei gastrointestinal vermittelten Allergien ist auch in der Literatur bekannt, wobei das individuell unterschiedliche Therapieansprechen bei Nahrungsmittelallergien je nach untersuchtem Patientenkollektiv zu Remissionsraten zwischen 40–90 % führt.

Das Nichtansprechen auf Dinatriumcromoglycinsäure kann mit unterschiedlichen Allergietypen (z.B. nicht-IgE vermittelte Allergie ?), mit unterschiedlich empfindlichen Mastzellsubtypen oder anderen bislang noch nicht richtig erkannten Faktoren zusammenhängen (z.B. Modulation der Mastzellen durch Neurotransmitter).

Aufgrund der im allgemeinen guten Mastzell-stabilisierenden Effekte wird von manchen Klinikern das Cromoglycat auch schon bei Verdacht auf eine intestinale Allergie eingesetzt. Falls dies gemacht wird, sollte ein derartiger Therapieversuch mindestens über 2–4 Wochen mit ausreichend hoher Dosierung durchgeführt werden, um über die Wirksamkeit Aussagen treffen zu können.

Abbildung 2

Übersicht zur Wirksamkeit von DNCG in 55 publizierten Studien

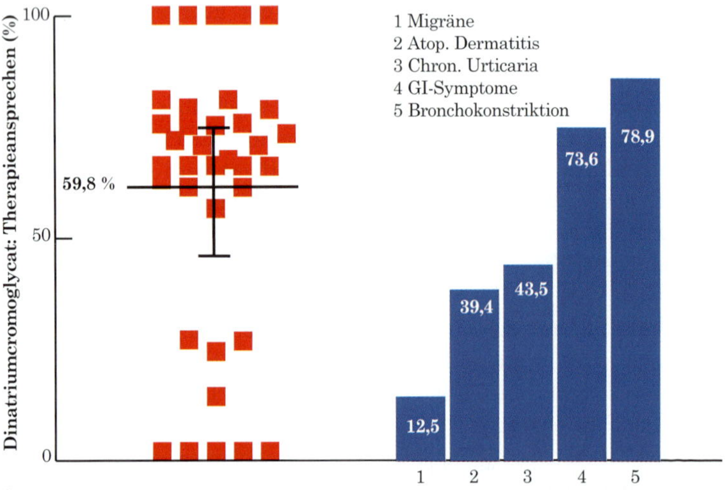

Übersicht zu 55 Studien mit DNCG. In: Collins-Willias C et al. Ann Allergy 1986;57:53–60

Hier ist aus einer Analyse von Collins-Williams das Therapieansprechen von Dinatriumcromoglycat bei gastrointestinal vermittelten Allergien vom Grad I bis hin zur anaphylaktischen Maximalreaktion beim Grad IV mit den Therapieergebnissen aus 55 Studien aufgezeigt. Diese Arbeit spiegelt sehr gut die klinische Erfahrung mit diesem Medikament wieder. Denn in der Mehrzahl der Fälle (ca. 60 %) ist das DNCG bei Nahrungsmittelallergien effektiv wirksam. Es gibt Patientenkollektive, die eine komplette Remission der Allergiesymptomatik zeigen, aber auch Kollektive, die überhaupt kein Therapieansprechen zeigen. Dies kann mit unterschiedlich empfindlichen Mastzelltypen, aber auch mit unterschiedlichen Allergiemechanismen zusammenhängen. (Abb. 2)

Wenn man auf die wichtigsten Allergiesymptome bei diesen Studien blickt, dann ist bezüglich der Leitsymptome „Durchfälle und weicher Stuhl“ wichtig, daß gerade die abdominelle Symptomatik mit Diarrhoen, Bauchschmerzen oder Blähungen mit einem ca. 75 % Therapieansprechen sehr gut zu beeinflussen ist (16), während andere

Symptome wie die Migräne, die atopische Dermatitis (Neurodermitis) oder die chronische Urticaria (Nesselsucht) mit einer oralen Dinatriumcromoglycat-Therapie als nur ungenügend beeinflußbar gelten. Das gute Ansprechen der intestinalen Symptomatik ist auch der Grund, weshalb das nebenwirkungsarme Dinatriumcromoglycat als das primär anzuwendende medikamentöse Antiallergikum für den Gastrointestinaltrakt bei Lebensmittelallergien gilt (10,11,16).

Tabelle 20
Effektorzellstabilisierung mit Ketotifen und Oxatomid

Indikation:	Oligo- und polyklonale gastrointestinale Allergien (intestinale + extraintestinale Symptome) fehlendes Therapieansprechen auf Dinatriumcromoglycat
Applikation:	prä- und postprandial, Akutbehandlung
Ketotifen:	Beginn mit 1 x 1 mg abends, einschleichend bis 2–1–2 mg/Tag
Oxatomid:	Beginn mit 1–2 x 30 mg abends, einschleichend bis 2 x 60 mg/Tag

Eine gewisse Dampfung der Aktivität von Basophilen, Eosinophilen und Mastzellen erreicht man auch mit dem Ketotifen oder dem in Deutschland und Österreich weniger häufig angewandtem Oxatomid: Bei beiden Substanzen ist jedoch zu berücksichtigen, daß sie im Gegensatz zum Dinatriumcromoglycat systemisch resorbiert werden und wie ältere Antihistaminika sedierende Effekte entwickeln können. Dies ist auch der Grund, weshalb die Behandlung in einschleichender Dosierung, vor allem mit der abendlichen Einnahme, beginnen sollte. (Tab. 20)

Aufgrund des höheren Nebenwirkungsprofils im Gegensatz zum Dinatriumcromoglycat wenden wir diese beiden Substanzen aber erst dann an, wenn mit dem DNCG kein ausreichendes Therapieansprechen zu erreichen ist oder wenn extraintestinale Symptome wie Asthma, Urticaria oder eine Rhinokonjunktivitis im Vordergrund stehen (10,11, 16). Da das Ketotifen ein H1-Rezeptorenblocker ist, entwickelt dieses Medikament auch besonders günstige Effekte bei der eosinophilen

Gastroenteritis (Histamin als Aktivierungsreiz für Eosinophile) und der symptomatischen Histamin-Intoleranz mit Beschwerden auch außerhalb des Magen-Darmtraktes.
Die Standardindikation für die neueren systemisch wirksamen Antihistaminika (z.B. Fexofenadin, Loratadin, etc.) sind stärker ausgeprägte Manifestationsgrade der gastrointestinal vermittelten Allergieformen (Grad II - IV), wenn hauptsächlich extraintestinale Symptome vorliegen und die bisher besprochenen Therapieformen mit Antigenkarenz, histaminarmer Kost, Kontrolle von wichtigen Begleitfaktoren der Allergiemanifestation sowie mit der Cromoglycinsäure und Ketotifen oder Oxatomid nicht ausreichen. Antihistaminika können dabei sowohl prä- als auch postprandial gegeben werden und haben auch bei der Akut- bzw. Schockbehandlung inklusive bei symptomatischer Histamin-Intoleranz eine Bedeutung.
Wie hartnäckig über mehr als 20 Jahre eine schwere, primär idiopathische, intestinale (nicht-immunologisch vermittelte) Histamin-Intoleranz ohne begleitende Lebensmittelallergie verlief, zeigt nachfolgender Fallbericht.

Fallbericht:

Bei zwei männlichen Patienten bestand eine chronische Diarrhoe länger als 20 bzw. 30 Jahren. Zahlreiche, fast übermäßig viele durchgeführte Untersuchungen konnten aber zu keinem Zeitpunkt einen krankhaften Befund am Magen-Darmtrakt, aber auch nicht an anderen Organsystemen feststellen (Herz-Kreislaufsystem, endokrinologische Organe, Knochenmark etc.), so daß alle Behandlungsversuche erfolglos blieben. Erst der Nachweis einer Histamin-Intoleranz, das Einhalten einer histaminfreien Diät und die kurzfristige Gabe eines H1-Rezeptorenblockers hat in beiden Fällen zu einer Beendigung der Diarrhoe geführt. Den Patienten wurde dadurch ein völlig neues Lebensgefühl wiedergegeben.
Der lange Leidensweg dieser beiden Patienten wird z.T. dadurch erklärt, daß sich die Histamin-Intoleranz hier nur am Magen-Darmtrakt als Durchfallserkrankung manifestierte, nicht aber an anderen Organen (z.B. Hautausschlag, niedriger Blutdruck). Dadurch konzentrierten sich alle behandelnden Ärzte zunächst auf den Magen-Darmtrakt. Es wurden alle Durchfalls-Ursachen ausgeschlossen, und zuletzt blieb der Gedanke einer Intoleranz übrig. Gerade aus diesem

Fall ist sehr gut zu lernen, daß sich Intoleranzreaktionen (z.B. Salicylat- oder Histamin-Intoleranz) eben auch manchmal nur isoliert – atypisch – an einem Organsystem äußern können.
Ein sog. oligosymptomatischer oder atypischer Verlauf von Erkrankungen stellt dabei aber gar nichts Ungewöhnliches dar, denn viele Erkrankungen können in etwas maskierter Form verlaufen (z.B. Nahrungsmittelallergie vermittelte Rhinitis, Morbus Crohn im Blinddarm, Nierenentzündung bei chronischer Polyarthritis, Rheuma etc.), wir müssen nur konsequent an solche selteneren Erkrankungsmöglichkeiten denken und diese versuchen, objektiv nachzuweisen.

Die Substanzgruppe der neueren Antihistaminika (H1-Rezeptorenblocker) erhält heute aufgrund ihrer stabilisierenden Effekte auf die Mastzellen und Eosinophilen (z.B. Histaminfreisetzung, Leukotrien- oder Sauerstoffradikalproduktion etc.) aus therapeutischer Sicht zunehmend mehr Interesse, denn damit erscheint neben der reinen H1 - Rezeptorenblockade auch der mit der Allergie verbundene Entzündungsprozeß zunehmend effektiver inhibierbar zu sein.

Abbildung 3
Rationale für die Therapie mit Antihistaminika oder histaminfreien Lebensmitteln bei Nahrungsmittelallergikern

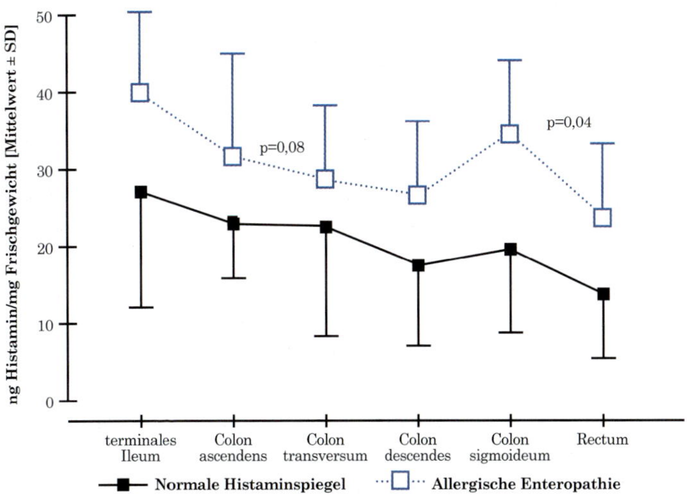

Auf wissenschaftlicher Basis belegen zahlreiche Untersuchungen an der lebenden Darmschleimhautbiopsie (ex vivo Provokation, Mukosaoxygenation), daß die humane Darmmukosa verstärkt bei Nahrungsmittelallergikern Histamin produziert, spontan und antigenspezifisch Histamin sowie andere Mediatoren sezerniert und daß auch der Histaminkatabolismus bei solchen Personen gestört ist (3,5,6,8,19). Das Rationale für den Einsatz der histaminfreien Kost sowie in schwierigeren Fällen auch der von Antihistaminika ist hier anhand der Gewebehistaminspiegel bei Personen mit allergischer Enteropathie zu sehen, denn es zeigt sich in allen Abschnitten des unteren Gastrointestinaltraktes eine deutliche Akkumulation dieses typischen Allergiestoffes (Mastzellmediators). (Abb. 3)
Warum gerade die histaminfreie Diät für die Therapie von Nahrungsmittelallergien so wertvoll geworden ist, erklären die nachfolgenden pathophysiologischen Schritte, die sich im Rahmen einer „Nahrungsmittelallergie" oder auch bei anderen allergischen Prozessen an verschiedenen Organebenen (intestinal - vaskulär - extraintestinal) manifestieren können. Im Einzelfall müssen dabei bei einem Patienten aber nicht immer alle Krankheitsmechanismen zusammen ausgeprägt sein, manchmal reicht bereits ein einziger solcher Mechanismus zur Manifestation einer klinischen Symptomatik. Während die Antihistaminika hauptsächlich eine effektive Rezeptorenblockade und z.T. auch die Effektorzellstabilisierung erreichen, bewirkt die histaminfreie Kost, daß die im Körper aktuell vorhandenen Histaminmengen (endogener und exogener Pool) nicht über ein kritisches Schwellenmaß hinaus gehen. (Tab. 21)

Tabelle 21

Verschiedene pathophysiologische Mechanismen bei gastrointestinal vermittelten Allergien als Rationale für den Einsatz von Antihistaminika (Rezeptorblockade und Effektorzellstabilisierung) und der histaminfreien Kost (Vermeidung einer Histaminakkumulation)

Pathophysiologischer Mechanismus	Indikation bzw. Therapieziel
1. Degranulation Mukosa-Mastzelle nach Antigenkontakt mit lokaler/systemischer Erhöhung der Histaminspiegel	Blockade intestinaler & extraintestinaler Histaminrezeptoren (Stabilisierung & Reduktion Effektorzellen bzw. Interaktion ?)
2. Erhöhte spontane Histaminfreisetzbarkeit an Basophilen & Mastzellen	Blockade intestinaler & extraintestinaler Histaminrezeptoren, Reduktion aktueller Histaminspiegel
3. Antigenresorption mit nachfolgender Degranulation von Basophilen im Blut	Blockade vaskulärer & extraintestinaler Histaminrezeptoren
4. Antigenresorption, hämatogener Transport zum extraintestinalen Organ, Degranulation ortsständiger Mastzellen	Blockade extraintestinaler Histaminrezeptoren am peripheren Organ (ggf. Stabilisierung organständiger Effektorzellen ?)
5. Metabolisierung des Antigen zum Allergen, das im Blut bzw. am extraintestinalen Organ eine Degranulation von Basophilen & Mastzellen induziert	Blockade vaskulärer & extraintestinaler Histaminrezeptoren
6. Reduzierte Aktivität der Histaminasen (Darm, Leber; Medikamente)	Blockade intestinaler & extraintestinaler Histaminrezeptoren, Vermeidung einer Histaminüberlastung
7. Aufnahme unspezifischer Histaminliberatoren (Tomate, Erdbeere, Zitrusfrüchte, etc.)	Blockade intestinaler & extraintestinaler Histaminrezeptoren, Reduktion aktueller Histaminspiegel

Die aktuell bei einer Person vorliegenden Histamin-Spiegel ergeben sich nämlich jeweils aus der Synthese- bzw. Freisetzungsrate und dem entsprechenden Histaminabbau. Beide Variablen können dabei krankhaft verändert sein, wobei die histaminfreie Diät (Entlastung des Abbaus) bzw. die neueren H1-Antihistaminika (Blockade der Organantwort) zahlreiche Ansatzpunkte für protektive und entzündungsmindernde Effekte bieten. Die verminderte Zufuhr an Histamin in Kombination mit einer medikamentösen Blockade intestinaler, vaskulärer oder extraintestinaler Histaminrezeptoren spielt dabei nicht nur bei der antigenspezifischen Degranulation von Mastzellen oder Basophilen eine wichtige Rolle in der Therapie allergischer Magen-Darmerkrankungen, sondern auch zur Behandlung der Effekte der erhöhten spontanen Histaminfreisetzbarkeit von Atopikern, was sich klinisch durchaus in der erhöhten Darmpermeabilität solcher Personen wiederspiegeln kann. Antihistaminika und die histaminfreie Kost können somit wichtige Effekte des Histamin sowohl auf intestinaler, vaskulärer als auch extraintestinaler Ebene hemmen bzw. abschwächen.

Unabhängig von der allergischen Reaktion an der humanen Darmschleimhaut kann das Antigen aber auch erst über den Blutstrom (hämatogenen Transport) zu einem peripheren Organ gelangen und dort die Degranulation organständiger Mastzellen induzieren, so daß Antihistaminika bei diesem Mechanismus sinnvoll sind, um die organspezifische allergische Reaktion über eine Blockade extraintestinaler Histaminrezeptoren abzuschwächen. Ob die histaminfreie Kost auch außerhalb des Darmes zu einer signifikanten Senkung der aktuell vorliegenden peripheren Organ-Histaminspiegel (z.B. Lunge, Haut, Auge etc.) führt, ist bislang anhand von aktuellen Gewebehistaminspiegeln noch nicht gezeigt worden. Die klinischen Verbesserungen isolierter Organsymptome nach histaminfreier Kost legen dies jedoch nahe. Zudem gibt es auch Fälle, wo Antihistaminika und die histaminfreie Kost günstige Effekte am vaskulären System (Kreislauf, Endothelzellen) entwickeln, nachdem das Antigen erst zum Allergen metabolisert wurde und erst dann eine nachfolgende Degranulation von Basophilen und/oder organständiger Mastzellen erreicht.

Weitere, bereits angesprochene Indikationen für die histaminfreie Diät und Antihistaminika können aber auch bei Nahrungsmittelallergikern und Personen mit chronisch entzündlichen Darmerkrankungen nicht-

immunologisch vermittelte pathophysiologische Mechanismen sein. Hierzu gehören Situationen z.B. mit gleichzeitig vorliegendem Diaminoxidasemangel (relativ häufig bei Nahrungsmittelallergikern), mit (kurzfristig) medikamentös induziertem Verlust der Histaminabbaufähigkeit, und aufgrund einer alimentär- oder pharmakologisch durch unspezifische Histaminliberatoren induzierten Histaminüberlastung (6,9,13,15,16). Hier können Antihistaminika sowie histaminfreie Lebensmittel und Elementardiäten relativ gut zur symptomatischen klinischen Therapie histaminbezogener Beschwerden wie von Kopfschmerzen, Flush, Urticaria oder Durchfällen eingesetzt werden. Selbst bei effektiver Allergenkarenz sind sie manchmal zur Dauertherapie notwendig, wenn gleichzeitig eine sekundäre Histamin-Intoleranz vorliegt.
Bezüglich der raschen Entwicklung auf dem Gebiet der Antihistaminikaforschung ist für den Kliniker wichtig zu wissen, daß in den sechziger Jahren zunächst die Blockade des H1-Rezeptors im Vordergrund stand, wobei heute besonders selektive H1-Blocker gefragt sind (16). Ähnlich wie bei Ketotifen und Oxatomid schon angedeutet, fand man dann in den achziger Jahren Substanzen, die eine gewisse Stabilisierung der Effektorzellen erreichen.
Schließlich sind wir jetzt bei Präparaten angekommen, wo die Effektorzell-blockierende Wirkung immer stärker wurde und jetzt auch noch neben der Antihistaminikawirkung weitere inhibierende Effekte auf die allergische Entzündungsreaktion ausgeübt werden, wie z.B. auf die Migration der Eosinophilen, auf die Zell-Zellinteraktion und auch auf die Expression von ICAM-1 und anderen Adhäsionsfaktoren.
Während diese Effekte an anderen, von allergischen Mechanismen betroffenen Schleimhautorganen wie Nase oder Bronchien bereits gesichert sind, ist es derzeit für den Magen-Darmtrakt noch nicht klar, ob diese antiallergischen und antientzündlichen Mechanismen auch tatsächlich an der Darmschleimhaut zu erwarten sind. Die Wahrscheinlichkeit hierfür ist allerdings sehr hoch und derzeit wird bei gastrointestinal vermittelten Allergien und chronisch entzündlichen Darmerkrankungen geprüft, welche Dosis für die große Schleimhautoberfläche des Magen-Darmtraktes adäquat ist, um hier genauso effektive Therapieerfolge wie an der Nase oder dem Bronchialsystem zu haben.

Literatur:

1. Kruis W. Reizdarmsyndrom. In Hahn EG, Riemann JF (eds): Klinische Gastroenterologie. Stuttgart, New York, Georg Thieme Verlag, 1996; 3. Auflage: 952–959
2. Raithel M, Hahn EG: Pseudoallergische Reaktionen und Nahrungsmittelunverträglichkeiten. Wissenschaftliche Informationen „Anästhesie, Notfallmedizin, Intensivbehandlung, Schmerzbehandlung" 1993, 3: 777–798.
3. Raithel M, Pacurar A, Winterkamp S, Dalbay S, Ell C, Hahn EG. Analysis and Characteristics of Mast Cell Tryptase and Eosinophilic Cationic Protein from Human Gut Mucosa in Gastrointestinal Allergy. In Wüthrich B, Ortolani C (eds): Highlights in Food Allergy. Monographs in Allergy. Basel, Karger, 1996; 32: 143–156.
4. Raithel M, Schwab D, Ell C, Hahn EG. Identification of Food Specific IgE-Antibodies in Patients with Chronic Diarrhea by Intestinal Lavage. Gastroenterology 1995, 108/4: A315
5. Raithel M, Hahn E.G. Funktionsdiagnostische Tests zur Objektivierung von gastrointestinal vermittelten Allergieformen. Allergologie 1998; 21/2: 51– 64
6. Raithel M, Ulrich P, Keymling J, Hahn E.G. Analysis and topographical distribution of gut diamine oxidase activity in patients with food allergy. Ann. N.Y. Acad. Sci. 1998; 859: 258–261
7. Schwab D, Raithel M, Hahn EG. Evidence of mast cell activation in collagenous colitis. Inflammation Research 1998, 47 Suppl. 1: S64-S65
8. Raithel M, Küfner M, Ulrich P, Hahn EG. The involvement of the histamine degradation pathway by diamine oxidase in manifest gastrointestinal allergy. Inflammation Research 1999: 48 S1: 75–76
9. Raithel M, Ulrich P, Küfner M, Hochberger J. Evaluation of gut mucosal diamine oxidase activity in Crohn's Disease. Gastroenterology 1998; 114: A1066
10. Wüthrich B. Nahrungsmittelallergien. Internist 1986; 27: 362–371
11. Bellanti JA. Prevention of food allergies. Ann Allergy 1984; 53: 683– 691
12. Lessof MH, Gant V, Hinuma K et al. Recurrent urticaria and reduced diamine oxidase activity. Clin Exp Allergy 1990; 20: 373–376
13. Goetz M et al. Histamin-Intoleranz und Diaminoxidasemangel. Allergologie 1996; 19(9): 394–398
14. Wantke F, Götz M, Jarisch R. Dietary treatment of Crohn's Disease by histamine-free diet. Lancet 1994; 343: 113
15. Jarisch R, Wantke F, Götz M. Histamine free diet in atopics. J Allergy Clin Immunol 1993; 91: 152
16. Raithel M, Schwab D, Baenkler HW, Hahn EG. 10-Years experience in immuno-pharmacologic treatment of gastrointestinal disease in food allergy (FA). Gastroenterology 1997, 112/4: A809
17. Schwab D, Raithel M, Hahn E.G. Enterale Ernährungstherapie bei M. Crohn. Z Gastroenterol 1998; 36:983–995
18. Teahon K, Smethurst P, Pearson M, Levi AJ, Bjarnason I. The effect of elemental diet on intestinal premeability and inflammation in Crohn's Disease. Gastroenterology 1991; 101: 84– 89
19. Raithel M, Matek M, Baenkler HW, Jorde W, Hahn EG. Mucosal Histamine Content and Histamine Secretion in Crohn's Disease, Ulcerative Colitis and Allergic Enteropathy. Int Arch Allergy Immunol 1995, 108: 127–133.

4.7 Niedriger Blutdruck

Die physiologische (normale) Funktion des Histamins ist die einer Gefäßerweiterung. Es ist daher durchaus verständlich, daß Personen, die an einer Histamin-Abbaustörung und somit an einem erhöhten Histamin-Spiegel im Blut leiden, auch einen niedrigen Blutdruck (Hypotonie) haben können. Dabei ist interessant, daß der niedrige Blutdruck, den die Patienten oft schon seit Jahren kennen, von den Patienten als quasi „gottgewollt" akzeptiert wird und auch von den Ärzten nur der hohe Blutdruck als Krankheit angesehen wird.

Die bisherigen therapeutischen Maßnahmen gegen niedrigen Blutdruck sind bescheiden, reichen von Flüssigkeitszufuhr in der Früh „noch im Bett" bis zu sportlichen Aktivitäten und der Gabe von sogenannten Kreislaufmittel. All diese Maßnahmen sind meist nicht sehr effizient.

Bei niedrigem Blutdruck lohnt es sich daher durchaus, an eine Histamin-Intoleranz mit den entsprechend bereits beschriebenen Maßnahmen zu denken.

Allerdings kann möglicherweise auch das Gegenteil, nämlich eine Hypertonie auftreten.

Fallbericht:

Ich kenne eine Ärztin, die wiederholt nach Einnahme von Hartkäsen über therapeutisch nicht in den Griff zu bekommende Hochblutdruckkrisen gelitten hat. Seit Weglassen des Käses sind diese nicht mehr aufgetreten. Da Histamin nicht nur die peripheren Gefässe erweitert und somit in den meisten Fällen zu einer Hypotonie führt, sondern auch die zentralen Gefässe verengt, wäre es durchaus möglich, daß im Einzelfall statt einer zu erwartenden Hypotonie eine Hypertonie auftreten könnte.

4.8 Urticaria

Über Urticaria zu schreiben würde ein eigenes Lehrbuch füllen, diesbezüglich ist daher in der entsprechenden Fachliteratur nachzulesen.

Um der Ursache der Urticaria auf den Grund zu gehen, ist es am einfachsten nach kürzlich eingenommenen Medikamenten und deren mögliche Unverträglichkeit zu fahnden. Darüber hinaus können Wurminfektionen, die sich unter anderem durch einen hohen Gesamt-IgE-Spiegel ausweisen, als Ursache für eine Urticaria dienen. Ersteres

ist nicht selten, letzteres kommt in unseren Breiten kaum vor.
Serum IgG-Autoantikörper gerichtet gegen die α-Kette des FcεRI Rezeptors wurden als Marker und pathogenetischer Faktor bei etwa einem Drittel der chronischen Urticaria-Patienten gefunden (1).
Als Ursache der Urticaria wird meist eine Nahrungsmittel-Allergie angenommen. Die echte Nahrungsmittel-Allergie als Ursache der Urticaria ist jedoch extrem selten. Insgesamt fanden wir bei knapp 400 untersuchten Urticaria-Patienten einen Zusammenhang zwischen der Urticaria und nicht vertragenen Nahrungsmittel in etwa 10 %, der geringste Teil davon betraf eine echte Nahrungsmittel-Allergie. Viel häufiger sind Patienten, die eine Unverträglichkeit von biogenen Aminen zeigten. Aber auch diese Gruppe umfaßt in Summe gesehen nur knapp 10 % (2,3).
Da die Urticaria das Paradebeispiel einer histaminbedingten Erkrankung ist, ist es sinnvoll, alle Maßnahmen, die den Histamin-Spiegel senken können, zu setzen.
Es ergibt sich daher als sinnvoll, diesen Patienten Nahrungsmittel, die Histamin und andere biogene Amine enthalten, zu verbieten. Dies führt zu einer raschen Senkung des Histamin-Spiegels und, sofern damit die Toleranzschwelle unterschritten wird, auch zu einer Besserung bzw. Abheilung des Krankheitsbildes.

Literatur:

1. Fiebiger E, Maurer D, Holub H, Reininger B, Hartmann G, Woisetschläger M, Kinet JP, Stingl G: Serum IgG autoantibodies directed against the a chain of FceRI: a selective marker and pathogenetic factor for a distinct subset of chronic urticaria patients? J Clin Invest 1995; 96:2606–2612.
2. Jarisch R, Beringer K, Hemmer W. Role of food allergy and food intolerance in recurrent urticaria. In: Wüthrich B (Hrsg.): The Atopy Syndrome in the Third Millenium. Curr Probl Dermatol, Basel, Karger, 1999;28:64–73.
3. Pollock I, Murdoch RD, Lessof MH. Plasma histamine and clinical tolerance to infused histamine in normal, atopic and urticarial subjects. Agents Actions 1991;32:359–365.

5. Medikamenten-Unverträglichkeit

5.1 Medikamenten-Allergie

Unverträglichkeitsreaktionen von Medikamenten äußern sich meistens in Hautausschlägen. Diese Hautausschläge können ein mannigfaltiges Bild zeigen und sind nur vom Dermatologen (Hautarzt) eindeutig zu diagnostizieren. Bei Auftreten von Nesselausschlägen nach Medikamenten-Einnahmen wird meist an eine sogenannte Typ I-Allergie gedacht. In manchen Fällen zeigt jedoch die nachfolgende Testung, daß weder im Bluttest noch im Hauttest ein Nachweis einer vorliegenden IgE-Antikörper-mediierten Allergie geführt werden kann. In diesen Fällen sollte an eine Histamin-Wirkung gedacht werden. Darüber hinaus besteht naturgemäß auch die Möglichkeit, daß neben der Allergie auch eine Histamin-Abbaustörung gleichzeitig vorliegt. Dies ist insbesondere zu bedenken, wenn die allergische Reaktion nach der Einnahme eines Medikamentes dramatische Ausmaße angenommen hat.

In diesem Zusammenhang ist von besonderer Bedeutung, daß es Medikamente gibt, die Hemmer der Diaminoxidase sind, das heißt, die Einnahme dieser Medikamente kann zu einem späteren Zeitpunkt zu allergischen oder allergieähnlichen Symptomen führen, wobei paradoxerweise manche dieser Medikamente für Erkrankungen eingesetzt werden, die sie eigentlich bekämpfen sollten.

So gibt es eine Reihe von Medikamenten, die im Rahmen einer obstruktiven Bronchitis oder eines Asthmas eingesetzt werden, die eigentlich ein Hemmer der Diaminoxidase sind und somit eine allfällige Histamin-Belastung und Verschlechterung der Symptome zulassen. So gibt es weiters Medikamente, die gegen Herzrhythmusstörungen eingesetzt werden, die Hemmer der Diaminoxidase sind und somit, falls die Herzrhythmusstörungen durch Histamin ausgelöst sind, das Krankheitsbild nur verschlimmern können. Die stärksten Hemmer der Diaminoxidase sind in der Tabelle 22 angeführt.

Fallbericht:

Ein Patient bekam wegen Herzarrhythmien Antiarrhythmika, die seine Problematik nicht nur nicht verbesserten, sondern eher verschlechterten. Nach Absetzen dieses Medikamentes, das ein Hemmer der DAO ist, und gleichzeitigem Meiden von histaminhaltigen Speisen bzw. Speisen, die andere biogene Amine enthalten, wurde der Patient beschwerdefrei.

Literatur:

1. Sattler J, Lorenz W. Intestinal diamine oxidases and enteral-induced histaminosis: studies on three prognostic variables in an epidemiological model. J Neural Transm 1990;32 (Suppl):291–314.

Tabelle 22

Medikamente, die das histaminabbauende Enzym Diaminoxidase blokkieren. Patienten, die mit den angeführten Medikamenten behandelt werden, sollten histaminhaltige Speisen meiden, da Histamin aufgrund der Diaminoxidasehemmung nicht genügend abgebaut werden kann. Alimentäres Histamin könnte deshalb Cephalea, Rhinitis, Urticaria, Diarrhoe, Hypotension, kardiale Arrhythmie oder Asthma bronchiale auslösen.

TOP 11 der meistverkauften DAO - Blocker:	
ACETYLCYSTEIN:	z.B.: Aeromuc, Pulmovent
AMBROXOL:	z.B.: Ambrobene, Ambroxol, Broxol, Mucosolvan, Mucospas
AMINOPHYLLIN:	z.B.: Euphyllin, Mundiphyllin, Myocardon
AMITRIPTYLIN:	z.B.: Saroten, Tryptizol, Limbritol
CHLOROQUIN:	z.B.: Resochin
CLAVULANSÄURE:	z.B.: Augmentin
ISONIAZID:	z.B.: Myambutol+INH, Rifoldin+INH, Rimactan+INH
METAMIZOL:	z.B.: Buscopan comp., Inalgon, Novalgin
METOCLOPRAMID:	z.B.: Ceolat comp., Paspertase, Paspertin
PROPAFENON:	z.B.: Rhythmocor, Rytmonorma
VERAPAMIL:	z.B.: Isoptin

5.2 Unverträglichkeit von entzündungshemmenden und schmerzhemmenden Medikamenten

Sogenannte Antirheumatika, also entzündungs- und schmerzhemmende Medikamente können bei allergischen Personen zusätzlich Histamin freisetzen, so daß es hier zu einer verstärkten Histamin-Wirkung kommen kann. (Tab. 23) Besonders bei Patienten mit Heuschnupfen, aber auch allergischem Asthma bronchiale ist diese Reaktion zu bedenken, so daß einerseits die Medikamente entweder nicht gegeben werden sollten oder nur unter gleichzeitiger Gabe von H1-Rezeptorenblockern.

Allerdings gibt es auch antiinflammatorische Medikamente, die die allergenspezifische Histamin-Freisetzung bei Allergikern hemmen und somit speziell für Allergiker geeignet sind. (Tab. 24)

Literatur:

1. Wojnar RJ, Hearn MS, Starkweather MS. Augmentation of allergic histamine release from human leukocytes by nonsteroidal anti-inflammatory analgesic agents. J Allergy Clin Immunol 1980;66:37–45.

Tabelle 23

Antiinflammatorische/analgetische Medikamente, die die allergenspezifische Histaminfreisetzung bei Allergikern steigern:

Wirksubstanz	Beispiele
Meclofenaminsäure	Meclomen
Mefenaminsäure	Parkemed
Diclofenac	Dedolor Deflamat Diclo B Diclobene Diclomelan Diclostad Diclovit Dolo-Neurobion Fenaren Magluphen Neodolpasse Neurofenac Tratul Voltaren
Indometacin	Flexidin Indobene Indocid Indohexal Indomelan Indometacin Indoptol Luiflex Ralicid
Flurbiprofen	Froben
Naproxen	Naprobene Nycopren Proxen
Ketoprofen	Keprodol Profenid
Acetylsalicylsäure	Aspirin

Tabelle 24
Antiinflammatorische Medikamente, die die allergen-spezifische Histaminfreisetzung bei Allergikern hemmen:

Wirksubstanz	Beispiele
Fenbufen	Lederfen
Levamisol	Ergamisol
Ibuprofen	Avallone Brufen Dismenol Neu Dolgit Ibudol Ibupron Kratalgin Nurofen Tabcin Ubumetin Urem

5.3 Kontrastmittel-Allergie („Jodallergie")

Die Kontrastmittel-Unverträglichkeit wird fälschlicherweise als Allergie und, da Kontrastmittel Jod enthalten, fälschlicherweise fast immer als Jod-Allergie bezeichnet. Dies führt dazu, daß Patienten, die davon wissen, dem nächstbehandelnden Arzt mitteilen, daß sie jodallergisch sind. Nun ist aber Jod für die Schilddrüse wichtig, was bedeutet, daß eine echte Jod-Allergie für den Patienten und insbesondere für seine Schilddrüse unangenehme Folgen haben würde.

Tatsache ist, daß Jod als Lokaltherapeutikum durchaus in seltenen Fällen kontaktallergische Reaktionen auslösen kann.

Wir wollen uns hier jedoch mit der Unverträglichkeit von Kontrastmittel auseinandersetzen. Diese werden für nichtionische Kontrastmittel bei 5 % und bei ionischen Kontrastmittel in bis zu 30 % der Untersuchten angegeben (1). Als Ursache wird die Aktivierung des Komplementgerinnungs- und Kallikrein-Systems angenommen, echt allergische Reaktionen sind eine Seltenheit. Da die Kontrastmittel-Unverträglichkeit durch eine Prämedikation mit H1- und H2-Rezeptorenblockern weitgehend vollständig unterdrückt werden kann, spricht dies dafür, daß die Hauptursache der Kontrastmittel-Unverträglichkeit eine

Histaminfreisetzung bzw. Unmöglichkeit, das freigesetzte Histamin abzubauen, ist.

Was bedeutet das nun für den Patienten bzw. für den Radiologen? Für den Patienten ist es naturgemäß wichtig über eine allfällige Histamin-Intoleranz Bescheid zu wissen und diese dem Arzt auch mitzuteilen. Darüber hinaus ist das Einhalten einer histaminfreien Diät 24 Stunden vor der Untersuchung zur Minimierung der Histamin-Belastung sinnvoll. Im Falle einer Histamin-Intoleranz ist mit dem Radiologen Rücksprache bezüglich entsprechender Prämedikation durch H1- und H2-Rezeptorenblocker zu halten. Für den Radiologen bedeutet dies, daß insbesondere Patienten mit Histamin-Intoleranz, aber auch Allergiker, die durch ihr Allergen belastet sind, also Pollenallergiker saisonal und Hausstaubmilben-Allergiker perennial, ein erhöhtes Risiko aufweisen und somit eine Prämedikation aus Sicherheitsgründen durchführen sollten.

Literatur:

1. Bircher AJ. Arzneimittelallergie und Haut. Risikofaktoren - Klinik - Diagnostik - Therapie. Stuttgart, New York, Thieme, 1996.
2. Cohan RH, Ellis JH, Dunnick NR. Use of low-osmolar agents and premedication to reduce the frequency of adverse reactions to radiographic contrast media: a survey of the Society of Uroradiology. Radiology 1995;194:357.
3. Dyper R, Cohan RH. What is the risk of reaction on repeated exposure to contrast material, and how should the patient be premedicated? Am J Roentgenol 1995,165:1543.
4. Ellis JH, Cohan RH, Sonnad SS, Cohan NS. Selective use of radiographic low-osmolality contrast media in the 1990s. Radiology 1996;200:297.
5. Halpern JD, Hopper KD, Aredondo MG, Trautlein JJ. Patient allergies: role in selective use of nonionic contrast material. Radiology 1996;199:359.
6. Lang DM, Alpern MB, Visintainer PF, Smith ST (1995) Gender risk for anaphylactoid reaction to radiographic contrast media. J Allergy Clin Immunol 95: 813-817
7. Lasser EC, Berry CC, Mishkin MM, et al. Pretreatment with corticosteroids to prevent adverse reactions to nonionic contrast media. Am J Roentgenol 1994;162:523.
8. Porri F, Vervloet D. Reactions to iodinated contrast media. Allerg Immunol Paris 1994;26:374.
9. Ramesh S, Reisman RE. Noncardiogenic pulmonary edema due to radiocontrast media. Ann Allergy Asthma Immunol 1995;75:308.
10. Smith DC, Taylor FC, McKinnley JM. Dimenhyrinate pretreatment in patients receiving intra-arterial ioxaglate: effect on nausea and vomiting. Can Assoc Radiol J 1995;46:449.
11. White Mediiaceja VL, Alfonso Fernandez LA, Ginard Cabanas A, Gomez Echevarria AH. Premedication for the prevention of adverse reactions to ionic iodized contrast media. Comparative study. Rev Alerg Mex 1995;42:45.
12. Wittbrodt ET, Spinler SA. Prevention of anaphylactoid reactions in high-risk patients receiving radiographic contrast media. Ann Pharmacother 1994;28:236.

6. Chirurgische und zahnärztliche Operationen

6.1 Kollaps beim Zahnarzt

Niemand geht gern zum Zahnarzt, nicht nur aus Zeitgründen, sondern weil der Zahnarzt meist weh tut. Um dies zu verhindern, wird gerechtfertigtermaßen großzügig eine Schmerzbetäubung durch Lokalanästhetika durchgeführt. Und nun kommt es immer wieder vor, daß Patienten nach dieser Injektion einen Kreislaufkollaps erleiden und ohnmächtig werden. Nun wird dies meist dem Lokalanästhetikum zugeschoben und eine Allergie auf Lokalanästhetika vermutet. Die allergische Reaktion auf Lokalanästhetika ist grundsätzlich möglich aber selten. Viel häufiger ist eine Histamin-Wirkung im Rahmen der Zahnbehandlung.

Früher saßen die Patienten im Zahnarztstuhl wie in einem normalen Stuhl, das heißt, der Kopf war oben, und die Beine waren unten, und man weiß, daß durch Angst vermehrt Histamin freigesetzt wird und es insbesondere zu einem starken Histamin-Anstieg kommt, wenn zur Angst auch Schmerzen kommen. Handelt es sich bei dem behandelten Patienten nun um einen Histamin-Intoleranten, so wird das freigesetzte Histamin nicht genügend abgebaut. Dieses führt wiederum zu einer Gefäßerweiterung, die Gefäßerweiterung führt zu Blutdruckabfall und Kollaps.

Die modernen Zahnärzte haben diesem Umstand daher Rechnung getragen und behandeln ihre Patienten meist liegend, manchmal ist sogar der Kopf tiefer als die Beine. Bei diesen Ärzten treten die Kollapszustände daher selten oder nie auf.

In diesem Zusammenhang ist auch festzuhalten, daß nicht nur operative Eingriffe beim Zahnarzt, sondern daß operative Eingriffe ganz allgemein zu einer Histamin-Freisetzung führen. Das heißt, in dem Augenblick, in dem der Chirurg das Skalpell einsetzt, kommt es zu einer Histamin-Freisetzung.

Aus dem Gesagten läßt sich für den Patienten bzw. für den Zahnarzt folgende Schlußfolgerung formulieren:

Angst und Schmerz führen zu einer vermehrten Histaminfreisetzung und somit Kollapsgefahr. Angst läßt sich z. B. durch autogenes Training in den Griff bekommen. Manchen Menschen gelingt es auch, das Problem rational so zu verabeiten, daß keine Angst entsteht (klassisches Beispiel Nicki Lauda, der es immer wieder versteht, Probleme so lange zu analysieren, bis alle Fakten so klar vorliegen, so daß durch

Kenntnisse aller Details keine Angst mehr aufkommt). Angst entsteht ja meistens dann, wenn man nicht weiß, was auf einen zukommt.
Darüber hinaus kann der Patient durch ein Gespräch mit dem Zahnarzt frühzeitig darauf hinweisen, daß bei Auftreten von Schmerzen die Gabe eines Lokalanästhetikums erwünscht wird. Sollte der Patient wissen, daß er Histamin-intolerant ist, so soll er dieses einerseits dem Zahnarzt sagen, andererseits durch eine entsprechende Prämedikation mit einem H1-Rezeptorenblocker selbst dafür sorgen, daß Histamin-Wirkungen blockiert werden. Es versteht sich von selbst, daß die Einnahme von Speisen, die biogene Amine enthalten, 24 Stunden vor einem Zahnarztbesuch zu meiden sind.
Aus der Sicht des Zahnarztes bedeutet es, daß die Möglichkeit den Patienten liegend oder mit Kopftieflage zu behandeln, das Risiko eines hypovolämischen Schocks minimiert. Darüber hinaus sollte der Zahnarzt, speziell wenn es sich um einen weiblichen Patienten im Alter von etwa 40 Jahren handelt, darauf vorbereitet sein, daß hier ein erhöhtes Risiko für Histamin-Intoleranz besteht, und der Zahnarzt sollte durch gezielte Fragen versuchen, eine Bestätigung seiner Verdachtsdiagnose zu bekommen. Hier könnte der Zahnarzt von sich aus tätig werden, indem er dem Patienten einen H1-Rezeptorenblocker vor der Behandlung verabreicht. Da die modernen H1-Rezeptorenblocker auch oral sehr schnell wirksam sind, sollte dies somit kein Problem darstellen.
Bei anamnestisch unklaren Zwischenfällen nach Lokalanästhetika-Behandlungen wäre auf jeden Fall der allergologisch tätige Facharzt heranzuziehen, der dann das fragliche Lokalanästhetikum im Hauttest ermitteln kann oder aber ein anderes Lokalanästhetikum vortesten kann, um dessen Sicherheit vor dem zahnärztlichen Eingriff festzustellen.

6.2 Chirurgische Operationen

Im Rahmen von chirurgischen Operationen ist der Anästhesist immer wieder mit Blutdruckabfall und Atemproblemen konfrontiert. Oft trifft es den Anästhesisten unvorbereitet, weil anamnestisch über diesbezügliche Erkrankungen nichts bekannt war. Nun muß man wissen, daß Histamin durch dramatische Ereignisse erhöht freigesetzt wird, das heißt, jeder Schlag auf den Körper, jeder Unfall, jede Unfallverletzung, aber auch das Ansetzen des Skalpells am Beginn eines operativen

Eingriffes führt zu einer erhöhten Histamin-Freisetzung. Ist der Patient nun Histamin-intolerant, so kann das vermehrt freigesetzte Histamin zu Blutdruckabfall und/oder Atemstörungen führen. Es ist daher die Antihistaminika-Prämedikation (Gabe von H1-Rezeptorenblockern) vor der Operation absolut zu empfehlen. Zu diesem Thema gibt es eine kürzlich veröffentlichte Studie im Lancet, die ganz deutlich nachweist, daß das perioperative Risiko (also das Risiko während einer Operation) mit einer Antihistaminika-Prämedikation deutlich reduziert wird.
Aus dem Gesagten geht hervor, daß nicht nur die allgemein gestellte Frage nach einer stattgehabten Allergie, die vom Anästhesisten bzw. Internisten vor der Operation gestellt wird, letztlich von Bedeutung ist, sondern die Frage nach einer Histamin-Intoleranz. Leider wird insbesondere die letzte Frage fast immer vergessen, obwohl sie von enormer Wichtigkeit sein kann. Es ist ja so, daß der zu operierende Patient im Operationssaal weder Hausstaubmilben noch Pollen noch Tierhaaren ausgesetzt ist, sondern daß er die Histamin-Intoleranz immer „mit sich trägt“ und auf entsprechende Histamin-Belastungen entsprechend reagiert.

Der *Rat für den untersuchenden Arzt* ist daher, nicht nur die Frage nach einer allfälligen Allergie, sondern auch nach einer Histamin-Abbaustörung zu stellen.

Der *Rat für den zu behandelnden Patienten* vor einer Operation ist daher eine Prämedikation mittels H1-Rezeptenblocker idealerweise abgesprochen mit dem Operateur.

Literatur:

1. Lorenz W, Duda D, Junginger T, et al. Incidence and clinical importance of perioperative histamine release: randomised study of volume loading and antihistamines after induction of anaesthesia. Lancet 1994;343:933.

7. Histamin-Intoleranz bei Frauen

7.1 Dysmenorrhoe (Regelbeschwerden)

Es gibt Frauen, die am ersten Tag der Regel über starke krampfartige Schmerzen klagen (Dysmenorrhoe), welche durch übliche schmerzunterdrückende Medikamente nicht beeinflußbar sind. Wenn man nun bedenkt, daß im Rahmen der Regel der Uterus (Gebärmutter) kontraktiert wird, dann ist es durchaus plausibel, daß die Auslösung dieses Uterus-Krampfes Histamin-bedingt sein könnte. Diese Hypothese (Vermutung) wird untermauert durch die klinische Beobachtung, daß die Gabe eines H1-Rezeptorenblockers am ersten Tag der Regel die Schmerzen verhindern kann. Schmerzen, die an den folgenden Tagen bei Regelbeschwerden auftreten, sollten allerdings wieder mit normalen Schmerzmitteln behandelt werden.

Die Dysmenorrhoe betrifft über 50 % aller menstruierenden Frauen und führt in 10 bis 15 % der Fälle zu schwerer körperlicher Beeinträchtigung (Dysmenorrhoe Grad 3 mit stark eingeschränkter Aktivität, schlechtem Ansprechen auf analgetische Therapie und begleitenden Symptomen wie Kopfschmerzen, Müdigkeit, Erbrechen und Diarrhoe).

Als Ursache der primären Dysmenorrhoe wird eine gesteigerte oder abnorme uterine Aktivität und verminderte uterine Durchblutung angenommen, welche durch vermehrte Konzentrationen von Prostaglandin F2α und Vasopressin verursacht wird (3,7). Die sekundäre Dysmenorrhoe hingegen wird durch verschiedene pathologische Veränderungen des kleinen Beckens, wie Endometriose, Adenomyome, Polyposis, Pelvic inflammatory disease, Stenosen der Cervix uteri, Ovarialzysten, Adhaesionen und uterine Malformationen, verursacht.

Das Charakteristikum der primären Dysmenorrhoe ist das Fehlen ursächlicher pathologischer Veränderungen des kleinen Beckens und der Beginn mit oder kurz nach Einsetzen der Menarche. Der menstruelle Schmerz setzt am ersten Tag der Menses ein und kann 48 bis 72 Stunden dauern. Als Ursache der primären Dysmenorrhoe wurde bisher ein erhöhter Prostaglandin F2α- und Vasopressinspiegel angenommen. Wir vermuten jedoch, daß Histamin durch Aktivierung uteriner H1-Rezeptoren wesentlich an der gesteigerten Uteruskontraktilität bei Dysmenorrhoe beteiligt ist.

Vasopressin sowie Prostaglandin F2α gelten als effektive uterine Stimulantien, die eine gesteigerte Uteruskontraktilität und damit reduzierten Blutfluß und Schmerzen hervorrufen können (Prostaglandinbestimmungen im Endometrium, im Menstrualblut und im Plasma von Dysmenorrhoe-Patientinnen zeigten deutlich erhöhte Werte).

Epidemiologische Studien untersuchten weiters Ernährungs-, Trink- und Rauchgewohnheiten sowie Zyklusfaktoren als mögliche Risikofaktoren der Dysmenorrhoe:

In der Literatur findet sich ein *erhöhtes Risiko für Dysmenorrhoe* bei Konsum von Ei und Käse, bei Raucherinnen, früher Menarche, starker

langer Regelblutung und Intrauterinpessare.
Ein *vermindertes Risiko für Dysmenorrhoe* findet sich beim Konsum mehrfach ungesättigter Fettsäuren, überraschenderweise bei starkem Alkoholkonsum, bekannterweise bei oralen Kontrazeptiva (die auch als Therapie der Dysmenorrhoe verwendet werden) und nach Geburten.

Die stark kontraktile Wirkung von Histamin auf das Myometrium wurde zwar schon oftmals diskutiert (1,2,5), aber nie in einen möglichen Zusammenhang mit der Pathogenese der Dysmenorrhoe gebracht. Auch die zyklusbedingte Reagibilität von Mastzellen und deren Histaminrelease wurde schon in einigen Studien untersucht. Anhand von Tierversuchen mit Ratten zeigte sich eine durch Östradiol mediierte Vermehrung des uterinen Histamingehalts und Steigerung der Uteruskontraktilität, was auf eine Modulation myometraler Histamin-Rezeptoren durch ovarielle Streite hinweisen könnte (6). Im menschlichen Harn konnte eine erhöhte Exkretion von Histaminmetaboliten zur Zeit der Ovulation festgestellt werden, wobei man auch hier eine Wirkung von Östrogenen (im speziellen Östradiol) auf Histaminliberation oder -synthese vermutet. Kalogeromitros zeigte deutlich den Einfluß des Menstruationszyklus auf Skin-Prick Testungen, indem er die höchste Reagibilität (Quaddelgröße) zur Zeit der Ovulation (Tag 12–16) und höchsten Plasmaöstrogenspiegels feststellte (4).

Bedenkt man aber, daß bei Dysmenorrhoe- Patientinnen prämenstruell signifikant häufiger höhere Östradiolkonzentrationen diagnostiziert wurden als bei beschwerdefreien Vergleichsgruppen (7,8), so könnte man auch hier einen möglichen Einfluß auf die Mastzelldegranulation und damit vermehrten Histaminrelease vermuten.

Weiters wurde auch hormonale Regulation der Diaminoxidase untersucht. Am Tiermodell (Ratte) zeigte sich eine durch 17β- Östradiol induzierte Steigerung uteriner DAO-Aktivität, hingegen eine signifikante Verminderung hepataler Diaminoxidasekonzentrationen (7). Bei Versuchen an humanen Uteruspräparaten konnte jedoch keine Änderung der Enzymaktivität festgestellt werden (4).

Um die Hypothese, daß die Dysmenorrhoe primär Histamin-bedingt sein könnte, zu untermauern, haben wir bei einer Patientin kurz vor, während und nach der Regel Histamin- und DAO-Werte bestimmt und dabei festgestellt, daß es wie erwartet zu einem Abfall der Diaminoxidase und somit zu einem Wirksamwerden von Histamin am Beginn der Regel gekommen ist.
Aus dem Gesagten ergibt sich auch, daß bei Schwangeren, bei denen frühzeitige Wehenbewegungen einsetzen, durchaus auch an eine Histamin-Wirkung gedacht werden sollte, so daß in diesem konkreten Fall eine histaminfreie Diät absolut sinnvoll ist.
In diesem Zusammenhang ist darauf hinzuweisen, daß Histamin-Intoleranzen zum überwiegenden Teil bei Frauen gefunden werden.

Literatur

1. Bergant A, Lechner W, Sölder E, Huter O, Kölle D. Steigerung der uterinen Aktivität durch Histamin. Zentralbl Gynakol 1993;115:454-457.
2. Cruz MA, Gonzales C, Acevedo CG, Sepulveda WH, Rudolph MI. Effects of histamine and serotonine on the contractility of isolated pregnant and nonpregnant human myometrium. Gynecol Obstet Invest 1989;28:1–4.
3. Dawood MY. Dysmenorrhea. J Reprod Med 1985;30:154–167.
4. Holinka CF, Gurpide E. Diamine oxidase activity in human decidua and endometrium. Am J Obstet Gynecol 1984;150:359–363.
5. Martinez-Mir I, Estan L, Morales-Olivas F, Rubio E. Effect of histamine and histamine analogues on human isolated myometral strips. Br J Pharmacol 1992;107:528–531.
6. Rubio E, Estan L, Morales-Olivas F, Martinez-Mir I. Influence of hormonal treatment on the response of the rat isolated uterus to histamine and histamine receptor agonists. Eur J Pharmacol 1992;212:31–36.
7. Sessa A, Desidero MA, Perin A. Estrogenic regulation of diamine oxidase activity in rat uterus. Agents and Actions 1990;29:162–166.
8. Viggiano M, Franchi AM, Faletti A, Gimeno MAF, Gimeno AL. Histamine alters output from diestrous rat uteri. Involvement of H2-receptors and 9-ketoreductase. Prostaglandins 1988;36:317–328.

7.2 Schwangerschaft und Allergie

Es ist ein vieldiskutiertes Problem, inwieweit man eine spezifische Immuntherapie während der Schwangerschaft beginnen oder fortsetzen soll. Die gegenwärtige Empfehlung ist, daß man bei Insektengift-allergischen Patienten auch während der Schwangerschaft unter entsprechenden Vorsichtsmaßnahmen die Immuntherapie fortsetzen soll, daß aber bei Pollen- und Hausstaubmilben-allergischen Patienten die Immuntherapie zu unterbrechen sei und erst nach der Geburt des Kindes wieder aufzunehmen. Dabei wird meist vergessen, daß es viele Frauen gibt, die berichten, daß es ihnen während der Schwangerschaft bezüglich ihrer Allergie sehr gut gegangen sei und daß sie ihren Heuschnupfen und sogar ihr Asthma völlig verloren haben und daß erst nach der Geburt ihres Kindes die Beschwerden wieder aufgetreten seien.

Um diesem Phänomen nachzugehen, muß man wissen, daß in der Plazenta (Mutterkuchen) ein Übermaß an Diaminoxidase (DAO) produziert wird. Der Hintergrund dafür dürfte sein, daß sich das werdende Baby vor einer Kontraktion des Uterus (Gebärmutter) schützen möchte, denn der Uterus ist Histamin-sensibel und schon die Einnahme von Emmentaler Käse oder anderen histaminhaltigen Speisen, würde zu einem Abort des Babys führen. Damit also Babys auf die Welt kommen können, ist die Überproduktion an DAO aus Sicherheitsgründen für das

Werden und Überleben des Babys notwendig. Da aber im Übermaß DAO produziert wird, kommt diese Übermenge an DAO auch der Mutter zugute, wodurch eine allfällige Allergie (=Histaminfreisetzung) vom Baby mitbehandelt wird. Diese klinische Erfahrung lehrt uns auch, daß die Menge an DAO für die Beurteilung des Schweregrades einer allergischen Reaktion durchaus von Bedeutung ist. Es ist daher auch durchaus verständlich, daß es Patienten gibt, die eine sogenannte Typ I-Allergie (wie Heuschnupfen oder allergischen Asthma bronchiale) haben können, die im Hauttest und im Bluttest (RAST) positiv sind, ohne daß sie Beschwerden haben, weil eben offensichtlich durch eine erhöhte Menge von DAO das Auftreten einer allergischen Reaktion weitgehend oder ganz verhindert werden kann. Daraus ergibt sich auch zwanglos, daß als Zukunftsvision die Gabe von DAO im anaphylaktischen Schock das Mittel der Wahl sein wird.
Um das oben Gesagte zu untermauern haben wir bei 15 schwangeren Patientinnen Plasmahistamin-Spiegel sowie Serum-DAO zu verschiedenen Zeiten der Schwangerschaft untersucht und feststellen können, daß es im Verlauf der Schwangerschaft zu einem deutlichen Abfall des Histamin-Spiegels sowie massiven Anstiegs der DAO kommt. Ab der 12. Schwangerschaftswoche läßt sich in allen von uns untersuchten Fällen ein erhöhter DAO-Wert feststellen, ab der 17. Schwangerschaftswoche lagen in allen unseren Fällen normale Histamin-Spiegel vor (Abb. 4).
Interessant ist auch der Verlauf einer Patientin mit atopischer Dermatitis während einer Schwangerschaft. Erwartungsgemäß überwiegen am Beginn der Schwangerschaft die Histamin-Spiegel und zeigen teils erhöhte Werte. Ab der 15. Schwangerschaftswoche sind die Werte durchwegs im Normbereich, während die DAO-Werte kontinuierlich ansteigen (Abb. 5).
Der Abfall der DAO zwischen vorletztem und letzten Wert ist bemerkenswert. 10 Tage vor der letzten Bestimmung erfolgte die Geburt des Kindes, so daß man hier sehr deutlich sehen kann, daß mit Abgang der Plazenta die Überproduktion an DAO verschwunden ist und der abfallende DAO-Spiegel durch die Halbwertzeit der vorhandenen DAO zu erklären ist.

Zum Abschluß noch ein Fallbericht einer unserer Patientinnen:

Fallbericht:

Die Patientin, eine Hebamme, hat zwei Kinder geboren und große Schwierigkeiten während der Schwangerschaft gehabt. Wegen drohendem Aborts bzw. vorzeitiger Beendigung der Schwangerschaft mußte sie monatelang im Spital verweilen und hat mir erzählt, daß sie einerseits wehenhemmende Mittel bekommen hat, daß andererseits aber sehr viele Speisen, die sie bekommen hat, Histamin enthalten haben. Die Patientin ist eine der wenigen gewesen, die praktisch sämtliche Symptome, die bei der Histamin-Intoleranz vorkommen können, gehabt hat und hat gemeint, daß sie sich wahrscheinlich wochenlange Aufenthalte im Spital ersparen hätte können, wenn sie damals gewußt hätte, daß histaminhaltige Speisen ihre Schwangerschaft negativ beeinflussen können.

Aus meinem Verständnis folgert daraus, daß Patientinnen, die schwanger sind, bei denen es Probleme mit der Schwangerschaft gibt, sich bezüglich einer Histamin-Intoleranz untersuchen lassen sollten und darüber hinaus auf jeden Fall die Aufnahme von biogenen Aminen in der Nahrung vermeiden sollten.

Abbildung 4

Gravidität und Histaminmetabolismus: Diaminoxidase (DAO)- und Histaminspiegel in Abhängigkeit von der Schwangerschaftswoche (SSW) bei 15 Schwangeren.

Serum DAO

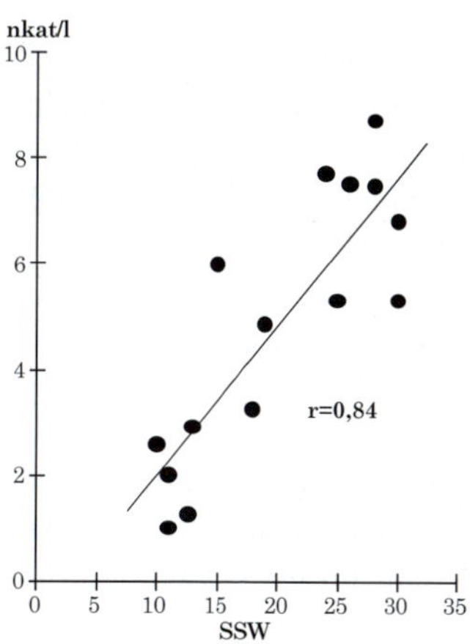

Plasmahistamin

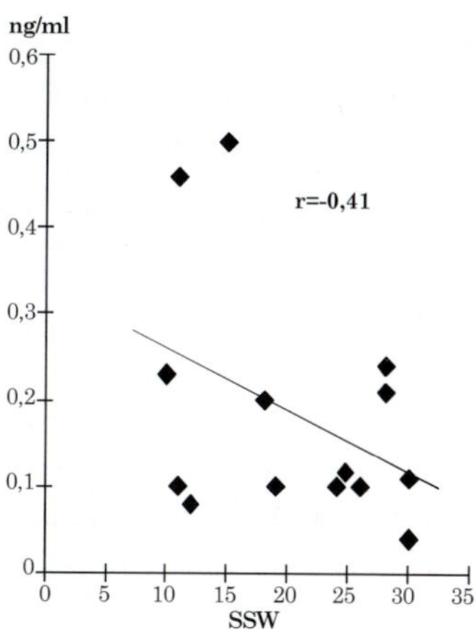

Abbildung 5

Änderung von Histamin- und Diaminoxidasespiegel während der Schwangerschaft bei einer Frau mit atopischer Dermatitis.

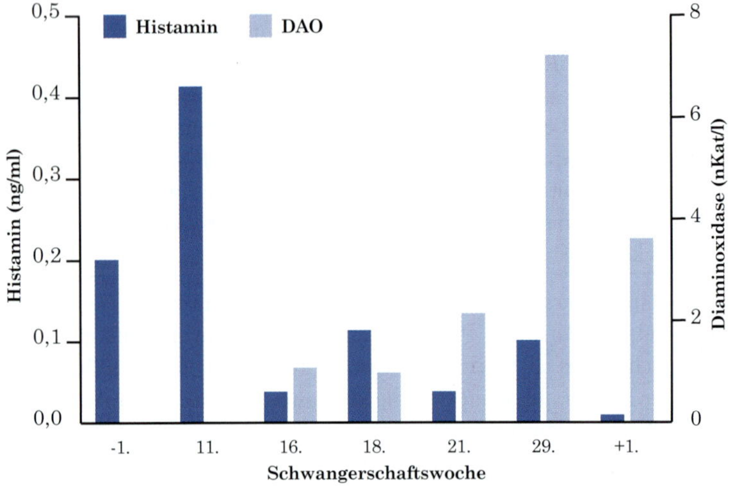

8. Die Neurodermitis

Die Diagnose Neurodermitis ist der Schrecken vieler Eltern kleiner Kinder, weil damit meistens ein unheilbares, chronisches Leiden angenommen wird.

Tatsache ist, daß die Neurodermitis, auch als atopisches Ekzem bezeichnet, eine genetisch bedingte Erkrankung ist, die zu Hautekzemen neigt. Die Neurodermitis ist insbesondere durch eine trockene Haut und durch einen persistierenden Juckreiz gekennzeichnet. Darüber hinaus besteht allerdings auch die Neigung zu inhalativen Allergien wie allergische Rhinitis und Asthma bronchiale. Obwohl dies von Alternativärzten immer wieder behauptet wird, ist die Neurodermitis keine Nahrungsmittel-Allergie. Die Neurodermitis kann von einer Nahrungsmittel-Allergie begleitet werden, die Kombination ist jedoch nicht zwingend (4).

Prof. Bergstresser aus Houston/Texas hat einmal anläßlich eines Vortrages in Wien über Klima und Hauterkrankungen erwähnt, daß es in Florida keine Neurodermitis gibt. Ich konnte mich selbst im Gespräch

mit einem Dermatologen in Miami von der Richtigkeit dieser Bemerkung überzeugen. Aus dieser Beobachtung geht nun eindeutig hervor, daß das Klima in Florida, nämlich ständige Sonnenbestrahlung und feuchte warme Luft, bedingt durch die Verdunstung des Meerwassers, der primär wichtigste therapeutische Faktor für die Neurodermitis ist. Andererseits geht daraus auch hervor, daß die Neurodermitis keine Nahrungsmittel-Allergie ist. Auf Europa übertragen heißt dies, daß wir wissen, daß es auch in Südspanien, Süditalien und Südgriechenland so gut wie keine Neurodermitis-Fälle gibt und daß die meisten Neurodermitis-Fälle in Skandinavien und Nordengland vorkommen und daß auch die meisten wissenschaftlichen Publikationen über dieses Thema aus Skandinavien kommen.
Rein geographisch gesehen liegt nun Österreich zwischen Skandinavien und Sizilien. Daraus geht hervor, daß Österreich im Sommer der Süden und im Winter der Norden ist. Dies deckt sich mit der Beobachtung der Eltern atopischer Kinder. Die Neurodermitis heilt auch in Österreich im Sommer weitgehend ab und wird im Winter schlechter. Aus dieser Beobachtung folgt, da die Nahrungsaufnahme in Italien, Österreich und Schweden nicht wesentlich unterschiedlich ist, daß auch in Europa der Beweis geführt werden kann, daß die Neurodermitis keine primäre Nahrungsmittel-Allergie ist.
In diesem Zusammenhang ist auch eine kürzlich erschienene Studie interessant, die zeigt, daß die Prävalenz (das Vorkommen) von Neurodermitis in Italien in Norditalien bei 7 % und in Süditalien bei 2 % liegt. Da nun die Kost in Europa im wesentlichen dieselbe ist und die Italiener genauso oft Spaghetti, Schnitzel und Pizza essen, wie dies die Österreicher oder Schweden tun, kann man davon ausgehen, daß den Nahrungsmittel bei der Neurodermitis nur ein begrenzter Einfluß zukommt (1,2).

Aus diesen gemachten Beobachtungen ergeben sich auch die wichtigsten therapeutischen Ansätze.

1.) Der Gebrauch eines Luftbefeuchters, auf 50 % Luftfeuchtigkeit eingestellt, für die kalte (trockene) Jahreszeit von Oktober bis April.
2.) Für die lichtarme Jahreszeit (Winter) UVA-Bestrahlungen.

Die Wirksamkeit der sogenannten Mayo-Klinikverbände dürfte auf diesem Prinzip beruhen: Der Patient wird zur Gänze mit Salben eingefet-

tet, über die Haut werden dann dicke Watteverbände gelegt und der Patient wie eine Mumie eingewickelt. Dieses Prinzip dürfte einerseits darauf basieren, daß Okklusions-Verbände eine erhöhte Penetration der Salbe bewirken, andererseits daß der Patient in einer feuchten (bedingt durch seinen eigenen Schweiß) Klimakammer liegt.
Auch der Nicht-Atopiker mit normal fetter Haut bemerkt im Winter bei Minus-Graden z. B. während des Skifahrens eine massive Austrocknung der Haut mit leichter Juckreizbildung und gesprungenen Lippen, so daß leicht verständlich wird, daß sich beim Atopiker diese Klinik potenziert.
Auch bei atopischen Babys, die Windeln tragen, fällt auf, daß sich die Neurodermitis nicht im Windelbereich, im übrigen Bereich aber schon, manifestiert. Dies dürfte mit der durch den Harn erzeugten Feuchtigkeit unter den dicht abschließenden Windeln zusammenhängen.
Bei der Kleidung sollte Schafwolle vermieden werden, da diese üblicherweise von atopischen Kindern schlecht vertragen wird.
Darüber hinaus muß bedacht werden, daß die Neurodermitis durch eine besonders trockene Haut gekennzeichnet ist, wobei als erschwerend hinzukommt, daß der sogenannte transepidermale Wasserverlust beim Atopiker doppelt so hoch ist wie bei Nicht-Atopiker und im Schub der Neurodermitis sogar den vierfachen Wert erreichen kann.
Es ist eine von vielen Eltern gemachte Beobachtung, daß das Salbenschmieren alleine wenig wirksam ist und daß Salben nur helfen, wenn die Kinder auch in einem entsprechend feuchten (50 % Luftfeuchtigkeit) Klima gehalten werden.
Therapeutisch heißt dies wiederum, daß der Gebrauch von Pflegesalben, um den Fettgehalt der Haut zu normalisieren, aber auch von Ölbädern eminent wichtig ist. Erschwerend kommt hinzu, daß die Produktion der Oberflächenlipide bei Normalpersonen durch Ultraviolett-Bestrahlung verstärkt wird, so daß wir im Sommer über eine normal fette Haut verfügen und auch der Gesunde im Winter eine trockene Haut zeigt, weil die UV-Bestrahlung fehlt.
Die Neurodermitiker leiden am meisten unter Juckreiz. Dieser ist unter anderem durch Histamin bedingt. Es erklärt sich daher zwanglos, daß als weitere therapeutische Maßnahme der Einsatz von H1-Rezeptorenblockern, wie z.B. Clarityn, aber auch Zyrtec, sinnvoll ist.

Angst vor Cortison unberechtigt:
Steroidsalben sind von den meisten Neurodermitikern verpönt und haben bedingt durch eine Überanwendung auch einen schlechten Ruf bekommen. Letzte Studien zum Thema Neurodermitis zeigen jedoch, daß der Neurodermitiker offensichtlich nicht in der Lage ist, auf Entzündungsreize mit ausreichend körpereigenem Cortison zu reagieren, so daß die kurzfristige Gabe von Steroidsalben nicht eine Überdosierung ist, sondern ein Ersatz für das vom Körper nicht bereitgestellte Cortison. Daher ist bei akuter Entzündung der kurzfristige Einsatz (eine Woche) von Steroiden in Salbenform absolut indiziert. Nach dieser Woche sollte jedoch sofort zu steroidfreien Pflegecremen übergegangen werden.
Die Neurodermitis könnte somit durchaus als Cortisonmangelkrankheit bezeichnet werden.
In eigenen Studien konnten wir zeigen, daß Neurodermitiker oft einen verminderten ACTH-Spiegel aufweisen. ACTH ist das Steuerungshormon für die körpereigene Cortisol-Produktion, ist aber andererseits ein Streßhormon, weshalb es sich leicht erklärt, daß atopische Kinder oft hektisch nervös sind und von ihren Eltern als Zappelphilipp bezeichnet werden. Nun wissen wir aus eigenen Studien, daß Vitamin B6 geeignet ist, einen erniedrigten ACTH-Spiegel zu normalisieren und damit gleichzeitig in der Lage ist, die Kinder ruhiger werden zu lassen. Darüber hinaus kommt es bei kontinuierlicher Vitamin B6-Gabe (1/2 mg pro kg Körpergewicht pro Tag) zu einer weitgehenden bis vollständigen Abheilung der ekzematösen Veränderungen.
Ein über den ACTH-Mechanismus hinausgehender vorstellbarer Mechanismus wäre auch jener, daß das Vitamin B6 als Co-Enzym für die DAO (histaminabbauendes Enzym) wichtig ist, so daß die Vitamin B6-Gaben auch zur Juckreizminderung wesentlich beitragen können.
Da nun der Gabe von Vitamin B6 bei vorliegendem Mangel ein therapeutischer Effekt bei der Neurodermitis zuzuordnen ist, haben viele Patienten gefragt, ob sie denn das Vitamin B6 nicht auch durch die Nahrung zuführen können. Unserer Erfahrung nach ist zur Behebung des Mangels die medikamentöse Zufuhr von Vitamin B6 sinnvoller, allerdings kann auch das Einhalten einer Vitamin B6-Diät Sinn machen.

Es ist nämlich nicht so, daß Zufuhr von Vitamin B6-haltigen Nahrungsmittel zu einem Vitamin B6-Anstieg führt, sondern es ist der Protein/Vitamin-B6-Quotient wichtig. Zum Abbau von Proteinen wird nämlich Vitamin B6-gebraucht.
Wenn man nun z.B. ein Ei ißt, das sowohl Proteine als auch Vitamin B6 enthält, so führt man zwar dem Körper Vitamin B6 zu, zum Abbau des Proteins wird aber mehr Vitamin B6 gebraucht als im Ei enthalten ist, weshalb in Summe dem Körper Vitamin B6 entzogen wird. Aus der beigefügten Liste (Tab. 25) geht es hervor, daß Patienten, die ständig Nahrungsmittel zu sich nehmen, die mit Minus oder zwei Minus etikettiert sind, zu einem Vitamin B6-Mangel kommen könnten.
In letzter Zeit wurde die Gabe von Gammalinolensäure propagiert. Diese Idee basiert auf verschiedenen biochemischen Vorstellungen, auf die ich im Detail hier nicht eingehen möchte. Tatsache ist, daß in mehreren Studien und auch in unserer eigenen Studie gezeigt werden konnte, daß nicht alle Atopiker normale Werte von Gammalinolensäure haben. Andererseits konnten wir auch bei Normalpersonen eine Verminderung der Gammalinolensäure feststellen. Diese Ergebnisse bedeuten nun erstens, daß die Gammalinolensäure keine pathogenetische Bedeutung für die Neurodermitis hat und daß die Gabe von Gammalinolensäure nur in jenen Fällen indiziert erscheint, wo auch wirklich ein Mangel nachgewiesen werden kann. Diese Bestimmung ist jedoch sehr aufwendig. In unseren Untersuchungen zeigte sich allerdings ein Trend, daß ein Mangel an Gammalinolensäure vorzugsweise bei jenen Kindern gefunden wurde, die einen deutlich erhöhten Gesamt-IgE-Spiegel aufwiesen (3).
Für die Praxis ergibt sich, daß man, sollte man sich zur Gammalinolensäure-Gabe entschließen, nicht länger als ein Monat geben sollte und nach einem Monat versuchen sollte, den therapeutischen Erfolg zu evaluieren.

Tabelle 25

Vitamin B6-reiche Ernährung. Vitamin B6 wird als Coenzym im Zuge des Eiweißabbaues verbraucht, weshalb bei eiweißreicher Ernährung eine höherer Vitamin B6-Aufnahme empfohlen wird. Die Tabelle orientiert sich nicht direkt am Vitamin B6-Gehalt der Nahrungsmittel, sondern berücksichtigt das Verhältnis zwischen B6 und dem Eiweißgehalt des jeweiligen Nahrungsmittels (B6-Bilanz). Speisen mit negativer Bilanz („B6-Zehrer") sollten bei Atopie und Histamin-Intoleranz gemieden werden. Die Deutsche Gesellschaft für Ernährung empfiehlt für Erwachsene eine tägliche Vitamin B6-Aufnahme von 1,6–2,0 mg.

++	B6-Bilanz · +0,20mg/100g
	Avocado, Bananen, Holunder
	Sojabohnen?, Paprika, Süßkartoffel, Fisolen, Lauch
	Weizenkeime, Weizenkleie, Hirse, unpolierter Reis
	Mehle hoher Typennummer
	Weizenvollkornbrot
	Walnüsse, Maroni, Haselnüsse
	Leber, Gänsefleisch
	Lachs, Sardine, Forelle, Makrele, Hummer
	B6-angereicherte Nahrungsmittel (z.B. Obstsäfte, Kakaogetränke, Corn flakes)
+	B6-Bilanz +0,05 bis +0,20mg/100g
	Trockenfrüchte, Ananas, Weintrauben, Melonen
	die meisten Gemüsesorten
	Grahambrot
	Hühnerfleisch, Schweinefleisch
	Hering, Thunfisch
	Honig
+/-	B6-Bilanz +0,05 bis -0,05mg/100g
	sonstiges Obst
	polierter Reis, Mehle niedriger Typennummer
	Mischbrote
	Pilze
	Eidotter
	Milchprodukte außer Käse
	Rind-, Kalb-, Truthahnfleisch, hochwertige Wurstwaren
	Heilbutt, Aal
-	B6-Bilanz -0,05 bis -0,20mg/100g
	Bohnen?
	Maismehl
	Weißbrot, Nudeln
	Topfen, Weißschimmelkäse
	Kaninchen-?, Lammfleisch
	Scholle, Kabeljau (Dorsch), Karpfen, Miesmuschel, Shrimps
	Schokolade
- -	B6-Bilanz -0,20mg/100g
	Erdnüsse, Mandeln
	Eiklar
	sonstige Käse
	minderwertige Wurstwaren
	Gelatine

Manchmal kommt es zu einer massiven Exazerbation (Verschlechterung) der Neurodermitis. Dies geschieht meist im Zuge von Virusinfekten, aber auch bedingt durch sogenannte Super-Infektionen. Dazu zählt an erster Stelle eine Infektion mit Staphylococcus aureus. Bei einem massiven atopischen Ekzem sollte daher an eine Staphylokokken-bedingte Super-Infektion gedacht werden und als Therapie ein Staphylokokken-wirksames Antibiotikum verordnet werden. In diesen Fällen sind, wie die klinische Erfahrung zeigt, Steroid-Salben wirkungslos.

Eine weitere negative Beeinflussung der Neurodermitis kann durch eine Pilzinfektion, bedingt durch Pityrosporum ovale, dem Erreger der Pityriasis versicolor, stattfinden, weshalb, wenn eine Staphylokokken-Super-Infektion ausgeschlossen werden kann, auch eine entsprechende Behandlung mit z.B. Nizoral oder Pevaryl Shampoo sinnvoll erscheint.

Naturgemäß ist es wichtig, einen Allergietest durchzuführen, um Sensibilisierungen gegen inhalative und/oder nutritive Allergene feststellen zu können. Liegen inhalative Allergien gegen Hausstaubmilbe vor, so sind Sanierungsmaßnahmen, bei gleichzeitigen inhalativen Beschwerden auch eine spezifische Immuntherapie angezeigt. Liegt eine Pollen-Allergie vor, so gilt bei gleichzeitig vorkommenden inhalativen Beschwerden die Indikation für eine spezifische Immuntherapie. Liegt eine Allergie gegen Pollen vor, bei denen eine Pollen-assoziierte Nahrungsmittel-Allergie vorkommen kann, wie z.B. bei Birken- und Beifußpollen, so sind die entsprechenden Nahrungsmittel zu meiden. Birkenpollen-Allergiker vertragen meistens Äpfel, Karotten und Nüsse in roher Form nicht. Beifußpollen-Allergiker vertragen meistens Sellerie sowie Absinth, Kamille, Sonnenblume, Sonnenblumenhonig, Anis, Dill, Fenchel, Koriander, Kümmel und Petersilie nicht.

Darüber hinaus ist zu bedenken, daß auch Sensibilisierungen gegen das Pan-Allergen Profilin vorkommen können, so daß hier eine weiterreichende Überempfindlichkeit gegen diverse Pollen im Sinne einer Kreuzreaktion bzw. auch gegen Nahrungsmittel durchaus vorstellbar ist. Diese Probleme zu lösen, ist dann Aufgabe des Allergie-Tests bzw. die Interpretation der Befunde Aufgabe des Allergologen. Weiters kann es zu einer epicutanen Sensibilisierung im Sinne eines allergischen Kontaktekzems kommen, so daß auch die Durchführung des Epicutantests Sinn macht. Nicht zu vergessen ist auch die Möglichkeit einer bronchialen Beteiligung, so daß als Routine-Untersuchung auch eine

Routine-Lungenfunktion erforderlich sein kann.
Die klinische Praxis zeigt, daß 95 % der Fälle von atopischer Dermatitis in die Kategorie „leicht" einzuordnen sind und mit den genannten Therapieverfahren gut kontrolliert bzw. zur Abheilung gebracht werden können.
Lediglich etwa 5 % zeigen eine massive Ausdehnung, die speziell bei längerer Dauer und Lichenifikation (Verdickung der Haut), eine intensivere Therapie im Spital (Klinik) mit nachfolgender spezieller dermatologischer Betreuung brauchen.
Aggressive therapeutische Verfahren, wie z.B. die Behandlung mit Interferon Gamma, zeigen aufgrund von Literaturberichten abgesehen von Nebenwirkungen wenig klinischen Erfolg, so daß sie nicht mehr in Diskussion stehen.
Bezüglich der Gabe von Cyclosporin gibt es positive Ergebnisse. Es sollte jedoch nur in schweren Fällen unter stationärer Aufsicht verabreicht werden.
Abschließend kann man den Eltern noch eine gute Nachricht mit nach Hause geben, denn es ist wissenschaftlich belegt, daß atopische Kinder überdurchschnittlich intelligent sind, was die Eltern oft leidvoll in Erfahrung gebracht haben, da die Kinder meistens in der Lage sind, sämtliche technische Geräte des Haushaltes zu bedienen, so daß die Mutter mit dem Abschalten der eingeschalteten Geräte oft nicht nachkommt.
In Summe gesehen ist die Diagnose der Neurodermitis für den Fachmann leicht. Die allergologische Diagnostik gehört in die Hand eines erfahrenen Allergologen, die Therapie sollte mit Hausverstand durchgeführt werden. Wenn man all diese Punkte berücksichtigt, so stellt sich die Neurodermitis nicht als eine schreckliche chronische Krankheit dar, sondern als eine Hauterkrankung, die, wenn richtig behandelt, problemlos zu steuern ist.

Literatur:

1. Borkowski TA, Eigenmann PA, Sicherer SH, Cohen BA, Samson HA. Prevalence of IgE-mediated food allergy among children with atopic dermatitis. J Allergy Clin Immunol 1998;101:241(abstr).
2. Businco L, Magnolfi C, Falconieri P, and the Working Group of the Italian Society of Allergy and Clinical Immunology. Epidemiology of atopic dermatitis in Italian children: a national survey. J Allergy Clin Immunol 1998;101:196(abstr).
3. Focke M, Hemmer W, Götz M, Jarisch R. Plasma levels of polyunsaturated fatty acids in children with atopic dermatitis and in atopic and non-atopic controls. submitted.
4. Isolauri E, Sütas Y, Salo MK, Isosomppi R, Kaila M. What is optimal nutrition for atopic infants with food allergy during elimination diets? J Allergy Clin Immunol 1997;99:149(abstr).

9. Die spezifische Immuntherapie

Die spezifische Immuntherapie (früher Desensibilisierung, anschließend Hyposensibilisierung genannt) ist eine international und zuletzt auch von der WHO (Welt-Gesundheits-Organisation) anerkannte Standardtherapie allergischer Erkrankungen, die in der Lage ist, das Immunsystem von einer Fehlsteuerung auf eine Normalsteuerung zurückzuführen.

Die allergische Soforttypreaktion, die zu Heuschnupfen und Asthma führt, ist eine an sich völlig unsinnige Reaktion, die nicht nur eine Fehlreaktion darstellt, sondern eine Fehlreaktion mit krankmachenden Folgen ist. Das Problem der allergischen Reaktion ist die Entzündung, die bei Infektionen durchaus Sinn macht, bei allergischen Erkrankungen krankheitsauslösend ist.

Wir müssen uns nun vorstellen, um welche „Feinde" es geht. Es geht um Pollen von Bäumen, Gräsern und Unkräutern, es geht um Hausstaubmilben, es geht um Tierepithelien, die allesamt so klein sind, daß sie mit freien Auge praktisch nicht sichtbar sind. Sie stellen auch keine Bedrohung des Körpers und somit auch nicht des Immunsystems dar, und dennoch werden sie vom Immunsystem als Feind empfunden. Mir kommt das so vor, als ob das Immunsystem eine Fliege unter einem Vergrößerungsglas betrachtet und rückmeldet, ein Elefant greift an. So scheinbar banal das bisher Gesagte sein mag, bietet es dennoch klare therapeutische Ansätze.

Um noch einmal bei einem einfachen Beispiel zu bleiben. Wenn man auf einen Sessel steigt, von diesem dann herunterspringt und sich den Knöchel verrenkt, ohne daß dabei eine Dehnung, ein Riß der Bänder oder gar eine Knochenfraktur auftritt, so entsteht eine Schwellung des Knöchels, also eine Entzündung. Jeder, der schon einmal eine Sportveranstaltung gesehen hat, weiß, daß sofort ein Kältespray oder Eiswürfel zur Anwendung kommen, mit dem einzigem Ziel, die unsinnige Entzündung zu unterdrücken. So unsinnig die Entzündung bei Sportverletzungen ist, genau so unsinnig ist die entzündliche Reaktion bei allergischen Erkrankungen. In der Nase kommt es zu Schleimhautschwellungen und Sekretion einer wäßrigen Flüssigkeit, in der Lunge kommt es zu Schwellungen der Bronchialschleimhaut und zu Einengungen der Muskulatur am Ausgang der Lungenbläschen, das dazu führt, daß das Ausatmen erschwert wird und somit das nicht verwertbare Restvolumen der Lunge steigt.

Dies führt wiederum dazu, daß nicht genügend Luft eingeatmet werden kann, weil die verbliebene Luft in der Lunge dies verhindert.
Zurückkommend zur Therapie wird klar, daß die Medikamente, sei es Antihistaminika, aber auch Cortison, zwar eine sehr gute Wirksamkeit bezüglich Schleimhautabschwellung, Unterdrückung der Sekretion und Unterdrückung der Entzündung haben, daß diese Wirkung jedoch nur passager, also kurzfristig ist und nur für die Zeit wirksam ist, für die es gegeben wird.
Das therapeutische Prinzip der spezifischen Immuntherapie hingegen, zielt dahin, die Fehlsteuerung des Immunsystems auf Normalsteuerung zurückzuführen, das heißt immunologisch gesehen, einen Wechsel des Vorherrschens der sogenannten TH2-Zellen auf TH1-Zellen zu bewerkstelligen.
Das Prinzip der spezifischen Immuntherapie besteht nun darin, daß sich durch kontinuierlich ansteigende Dosen des Allergens gegen das der Patient allergisch ist, das Immunsystem daran gewöhnt, also tolerant wird und bei neuerlichem Kontakt mit dem Allergen nicht oder nur in geringem Ausmaß mit einer Entzündungsreaktion reagiert.
Nun könnte man sich fragen, warum das auf natürlichem Weg nicht auch funktioniert, da wir ja während der Pollensaison mit einer steigenden Pollenbelastung zu rechnen haben. Das Problem besteht jedoch bei der natürlichen Pollenexposition darin, daß wir längere Zeit überhaupt keine Belastung haben und dann relativ schnell einer maximalen Pollenbelastung ausgesetzt sind. Das ist etwa so, wie wenn ein Sportler ein halbes Jahr lang nicht trainiert und dann plötzlich von ihm gefordert wird, 1,80 m oder sogar 2 m hoch zu springen. Würde er hingegen das ganze Jahr hindurch trainieren und würde hingegen langsam, aber kontinuierlich die Meßlatte auf immer größere Höhen gesetzt werden, so würde der Sportler nach einem halben Jahr durchaus in der Lage sein, die geforderte Höhe von 1,80 m oder gar 2 m zu überspringen.
Bei der spezifischen Immuntherapie ist es genauso. Hier wird das Immunsystem langsam an die geforderte Dosis, die es zu vertragen gilt, herangeführt.
Die spezifische Immuntherapie ist wie mehrere Studien belegen, bereits nach vier Monaten wirksam. Um einen entsprechenden Therapie-Erfolg, der auch über Jahre hinaus manchmal sogar lebenslang andauern soll, zu erhalten, ist jedoch eine Fortsetzung der Therapie mit der

Erhaltungsdosis über unserer Meinung nach zwei Jahre, die internationale Meinung geht bis drei Jahre hinaus, erforderlich.
Ein weiterer Vorteil der spezifischen Immuntherapie besteht darin, daß das Risiko, daß aus einem schlichten Heuschnupfen auch Asthma bronchiale wird, auf die Hälfte reduziert wird und daß gleichfalls das Risiko, daß weitere Allergien dazu kommen, halbiert wird (1).
Bei der spezifischen Immuntherapie wird dem Patienten ein Stoff zugeführt, den er nicht verträgt, so daß man grundsätzlich bei jeder Injektion eine Unverträglichkeitsreaktion erwarten müßte. Daß dem nicht so ist und daß Unverträglichkeitsreaktionen sehr selten vorkommen, hängt einerseits mit der Qualität des heute zur Verfügung stehenden Impfstoffes, andererseits mit einem moderaten Steigerungsschema zusammen.
Um das Restrisiko einer systemischen Reaktion im Rahmen der Immuntherapie weiter zu minimieren, sind jedoch unserer Meinung nach gewisse Maßnahmen erforderlich:
Die von uns vor 10 Jahren inaugurierte Antihistaminika-Prämedikation konnte in der Zwischenzeit von vielen ausländischen Kollegen durch Plazebo-kontrollierte Doppelblindstudien bestätigt werden (2).
Es zeigt sich also, daß durch eine konsequente Antihistaminika-Prämedikation, das heißt die Gabe eines H1-Rezeptorenblockers eine halbe bis eine Stunde vor der Immuntherapie-Injektion das Risiko der Nebenwirkungen etwa eine 10er Potenz oder mehr senkt.
Darüber hinaus empfehlen wir aufgrund unserer heutigen Erfahrungen 24 Stunden vor der Immuntherapie auf die Einnahme histaminhaltiger Speisen zu verzichten, da diese eine zusätzliche Belastung des Immunsystems darstellt. Darüber hinaus gibt es Medikamente, die Hemmer der Diaminoxidase (DAO) sind, die in der Lage sind, die DAO, also das histaminabbauende Enzym über Wochen hindurch zu blockieren.

Um dies zu illustrieren, zwei Fallberichte:

Fallbericht:

In Dänemark erhielt ein Insektengift-allergischer Patient eine sogenannte Schnellimmuntherapie, bei der er drei bis vier Injektionen in steigender Dosis pro Tag verabreicht werden. Es handelte sich bei diesem Patienten um einen Matrosen, der sich die Zeitintervalle zwischen den Injektionen mit Biertrinken vertrieb. Nun enthält Bier unter anderem Histamin, darüber hinaus ist aber auch Alkohol enthalten, dessen Abbauprodukt Acetaldehyd ein Hemmer der DAO darstellt. Prompt ist der Patient bei der letzten Injektion zu einem anaphylaktischen Schock gekommen.

Die Autoren dieser Publikation wußten nicht, worin die Ursache zu finden ist. Wir denken, daß der Bierkonsum dafür verantwortlich war. Nebenbei bemerkt, steht im Beipackzettel für die spezifische Immuntherapie geschrieben, daß auf Alkoholkonsum vor der Immuntherapie zu verzichten ist.

Ein eigener Fall einer milden systemischen Reaktion soll untermauern, daß die Gabe von Medikamenten, die Hemmer der DAO sein können, ursächlich an Nebenwirkungen beteiligt sein können.

Fallbericht:

Ein etwa 20-jähriger männlicher Patient war auf Gräser- und Roggenpollen allergisch und erhielt eine spezifische Immuntherapie durch zwei Jahre. (Tab. 26)

Die Behandlung wurde mit einer konsequenten Antihistaminika-Prämedikation durchgeführt. Die Immuntherapie wurde reaktionslos vertragen.

Lediglich bei der letzten geplanten Injektion entwickelte sich eine milde systemische Reaktion, also Hustenreiz, Druck auf der Brust, Lippenschwellung, ein generalisiertes Erythem (Rötung der Haut) sowie ein niedriger Blutdruck (110/70). Darüber hinaus zeigte er eine starke lokale Schwellung am Einstichort der Injektion. Nach intravenöser Behandlung mit Solu Decortin bzw. Fenistil klang die Symptomatik rasch ab. Die Blutuntersuchungen, durchgeführt nach 15 Minuten, zeigten, daß der Histamin-Spiegel im Plasma das 6-fache des Normalwertes und die DAO das 3-fache des Normalwertes zeigte. Der Histamin-Spiegel war nach einer Woche normalisiert und zeigte dies auch im weiteren Verlauf. Die DAO normalisierte sich erst nach 9 Wochen. Zum Zeitpunkt des anaphylaktischen Schocks war auch die Tryptase (ein Indikator für die Anaphylaxie) erhöht. Darüber hinaus ist es im Verlauf der 9 Wochen zu einem kontinuierlichen Abfall des Vitamin B6-Spiegels gekommen.

Der Patient wurde genau befragt, und es ergab sich anamnestisch die Einnahme von Aeromuc (Acetylcystein) über eine Woche, zuletzt 4 1/2

Tage vor der Immuntherapie-Injektion. Wir denken, daß dieses Medikament für das Auslösen der Anaphylaxie verantwortlich war. Nun könnte man fragen, wieso die Anaphylaxie möglich war, wo doch die DAO den 3-fachen Normalwert aufwies. Nun ist es in der Literatur bereits beschrieben, daß während eines anaphylaktischen Schocks der Körper sich offensichtlich die letzten Reserven an DAO herauspreßt, so daß es durchaus zu einer Erhöhung der DAO kommen kann. Daß dennoch ein anaphylaktischer Schock ausgelöst wurde, ergibt sich aus der Tatsache, daß der Histamin-Spiegel deutlich höher anstieg als die DAO (5).

Tabelle 26

Fallbeispiel für die potentielle Bedeutung von Diaminoxidase-Inhibitoren (hier Acetylcystein) als Ursache von systemischen Nebenwirkungen bei der spezifischen Immuntherapie (SIT).

R.N., männlich, 20a, langjährige Pollinose (RAST Gräser 4,9, Birke 2,0)

SIT gegen Gräser/Roggen seit 24 Monaten,

Erhaltungsdosis seit 20 Monaten kontinuierliche Antihistaminika-Prämedikation, keinerlei Nebenwirkungen

21. Erhaltungsdosis:

Hustenreiz, Druck auf Brust, Lippenschwellung, generalisiertes Erythem, RR 110/70, Puls 76

starke lokale Schwellung

nach Solu-Decortin + Fenistil i.v. rasches Abklingen der Symptomatik

	Histamin (ng/ml)	Tryptase	DAO (nKat/l)	Vitamin B6 (nmol/l)
15 min:	1,2	18	0,21	180
1 Wo:	0,2	6	0,04	141
5 Wo:	0,2		0,04	70
9 Wo:	0,1		0,06	52

Anamnese: Aeromuc (Acetylcystein)

über 1 Woche, zuletzt 41/2 Tage vor SIT-Injektion

Aus dem Gesagten ergibt sich, daß einerseits das Meiden histaminhaltiger Speisen 24 Stunden vor der Immuntherapie-Injektion, andererseits das Meiden von Medikamenten, die Blocker der DAO sein können, im Rahmen der Immuntherapie wichtig ist.

Die spezifische Immuntherapie zeigt bezüglich der klinischen Erfolge ein gutes Ansprechen.

Bei 850 von uns behandelten Patienten gaben 88 % eine Reduktion der Symptome zwischen 100 und 50 % an. Eine Besserung zwischen 10 und 50 % wurde von 8 % angegeben, keine Besserung zeigten 4 % (Tab. 27). Es war nun naheliegend, zu spekulieren, daß bei der Versagergruppe möglicherweise eine zum damaligen Zeitpunkt noch nicht diagnostizierte Histamin-Intoleranz vorgelegen haben könnte. Wir untersuchten daher Patienten, die keinen Erfolg der Immuntherapie aufwiesen und verglichen sie mit jenen, die eine über 90%ige klinische Besserung angegeben haben, und untersuchten, inwieweit bei diesen Patienten anamnestisch eine Histamin-Intoleranz verifizierbar war (Tab. 28).

Hierbei zeigte sich ein hochsignifikanter Unterschied, so daß angenommen werden muß, daß Histamin-intolerante Patienten keinen Erfolg der Immuntherapie erwarten dürfen. Darüber hinaus ist naturgemäß das Risiko einer Nebenwirkung erhöht, so daß wir denken, daß solange eine Histamin-Intoleranz besteht, die Immuntherapie nicht begonnen werden sollte.

Um bei unserem Gräserpollen-allergischen Patienten ganz sicher zu sein, daß das Medikament als Auslöser verantwortlich war, haben wir sicherheitshalber noch eine Untersuchung bezüglich des spontanen Basophilen Histamin-Release durchgeführt, die erfahrungsgemäß bei Histamin-Intoleranten einen erhöhten Wert zeigt, bei unserem Patienten jedoch normale Werte brachte. Es ist also mit an Sicherheit grenzender Wahrscheinlichkeit anzunehmen, daß die Nebenwirkung durch ein zusätzlich gegebenes Medikament ausgelöst wurde.

In Summe gesehen, muß daher angenommen werden, daß bei der heutigen Standardisierung der Impfstoffe, die eine sehr hohe Qualität erreicht haben, das Problem der Immuntherapie nicht bei dem Impfstoff, der standisiert ist, sondern bei dem Patienten, der immunologisch gesehen nicht standardisiert ist, zu suchen ist.

Tabelle 27

Spezifische Immuntherapie bei allergischen Erkrankungen. Subjektive Beurteilung des Impferfolges bei 850 Pollen-, Hausstaubmilben- und/ oder Insektengiftallergikern.

Subjektive Besserung durch die spezifische Immuntherapie		
Keine Besserung	(<10%)	4%
Besserung	10–49 %	8%
Besserung	50–90 %	76%
Besserung	>90 %	12%

Tabelle 28

Zusammenhang zwischen anamnestischer Histaminintoleranz (HIT) und Effektivität der spezifischen Immuntherapie (SIT) bei 34 Immuntherapieversagern und 104 Patienten mit sehr gutem Impferfolg.

Subjektive Besserung durch SIT (in %)		mit HIT	keine HIT
< 10 %	(n=34)	10	24
> 90 %	(n=104)	10	94

Es ist daher die Aufgabe des allergologisch tätigen Arztes, Patienten, die keinen Erfolg mit Immuntherapie erwarten lassen, herauszufiltern, so daß dann jene Patienten, die für eine Immuntherapie geeignet erscheinen, in Summe gesehen einen deutlich höheren Erfolg der spezifischen Immuntherapie aufweisen werden, als dies bisher der Fall ist.

Literatur:

1. Des Roches A, Paradis L, Menardo JL, Bouges S, Daures JP, Bougeard YH, Bousquet J. Does specific immunotherapy to Dermatophagoides pteronyssinus prevent the onset of new sensitizations in monosensitized children? J Allergy Clin Immunol 1998;99:130(abstr).
2. Jarisch R, Götz M, Aberer W, Sidl R, Stabel A, Zajc J, Fordos A. Reduction of side effects of specific immunotherapy by premedication with antihistaminics and reduction of maximal dosage to 50.000 SQ-U/ml. Arb Paul Ehrlich Inst Bundesamt Sera Impfstoffe Frankf A M 1988 (82):163–175.
3. Jarisch R.: Die Nebenwirkungen der spezifischen Immuntherapie allergischer Erkrankungen mit Antihistaminikaprämedikation. Österreichische Ärztezeitung 1993;3:32–34.
4. Malling MB, Weeke B, Bousquet J, Dreborg S, Alvarez-Cuesta E, Ewan PW, Jarisch R, Pastorello EA. Immunotherapy, Position Paper. Allergy 1993;Suppl 48:9–35.
5. Mondovi B, Scioscia Santoro A, Rotilio G, Costa MT, Finazzi Agro A. In vivo anti-histaminic activity of histaminase. Agents and Actions 1975;5:460(abstr),

6. Müller U, Mosbech H, Aberer W, Bonifazi F, Bousquet J, Dreborg S, Ewan P, Gallesio MT, Jäger L, Jarisch R, Jeep S, Lassen AR, Malling MJ, Przybilla B, Van der Zwan K, Vervloet D, Wikl JA, Wüthrich B. Immunotherapy with Hymenoptera venoms, Position Paper. Allergy 1993;Suppl 48:37–46.
7. Wantke F, Demmer CM, Götz M, Jarisch R. Inhibition of diamine oxidase represents a risk in specific immunotherapy. Allergy 1993;48–552.
8. Wantke F, Demmer CM, Götz M, Jarisch R. Reduction of side effects in specific immunotherapy. J Allergy Clin Immunol 1993;92:497–498.
9. Wekkeli M, Rosenkranz A, Hippmann G, Jarisch R, Götz M. Systemische Nebenwirkungen bei der Immuntherapie allergischer Erkrankungen - eine vergleichende Studie. Wien Klin Wochenschr 1989;101:639–652.

10. Vitamin B6 und Histamin

Vitamin B6 ist ein Sammelbegriff für alle als Vitamin wirksamen 3-Hydroxy-2-methylpyridine. Pyridoxin, Pyridoxal, Pyridoxomin sowie deren phosphorylierte Metaboliten sind als Vitamin B6 gleich wirksam. Co-Enzym-Funktion erfüllen im Organismus Pyridoxal-5-Phosphat und Pyridoxamin-5-Phosphat. Es wird angenommen, daß Vitamin B6 als Co-Enzym für die Diaminoxidase (DAO) wirksam ist.

Darüber hinaus ist es auch zum Abbau von Glutamat erforderlich. Glutamat ist bekannt geworden durch die Auslösung des China-Restaurant-Syndroms, wo zur Haltbarmachung von Gemüsen hohe Mengen Glutamat verwendet und verzehrt werden. Als Therapie des *China-Restaurant-Syndroms* wird Vitamin B6 empfohlen, ebenso wie für das prämenstruelle Syndrom, wobei letztere beiden Indikationen wissenschaftlich nicht endgültig bewiesen sind (2).

Wir fanden bei vielen Kindern mit atopischer Dermatitis erniedrigte Vitamin B6-Werte, die sich nach Vitamin B6-Gabe normalisierten, wobei es zu einer gleichzeitigen Besserung der atopischen Dermatitis gekommen ist. Gleichzeitig sind die Kinder ruhiger geworden. Auch bei vielen Patienten mit Histamin-Intoleranz fanden wir erniedrigte Vitamin B6-Spiegel, insbesondere bei solchen, die nach Aufnahme von Speisen, die biogene Amine enthielten, über Erytheme und urticarielle Exantheme (Nesselausschläge) geklagt haben.

In diesem Zusammenhang sind die Ergebnisse, publiziert im österreichischen Ernährungsbericht 1998, interessant. In der Altersgruppe der 6 bis 18-jährigen zeigten 65 % einen leicht erniedrigten Wert, 8 % einen deutlich erniedrigten Wert von Vitamin B6. Bei den weiblichen Erwachsenen im Alter von 36 bis 55 Jahren liegt der Durchschnittswert aller untersuchten nur bei 80 % der empfohlenen Werte, bei Schwangeren in der 22. bzw. 35. Schwangerschaftswoche liegen die Mittelwerte nur bei etwa 65 % der Empfehlung (3).

Und nun im Orginalzitat:

„Eine wesentlich kritischere Situation wurde bezüglich des Vitamin B6-Status festgestellt, da hinsichtlich der Aktivierbarkeit der EGOT (erytrozytäre Glutamat-Oxalacetal-Transaminase, ein Vitamin B6-abhängiges Enzym) nur 8 bis 18 % der Befunde im Normbereich lagen. Etwa ein Drittel der Befunde war in dem deutlich erniedrigten Bereich einzustufen. Auch hinsichtlich der Aufnahme an Vitamin B6 ergab sich eine eindeutig verbesserungswürdige Situation.

In Studie B erreichen beispielsweise nur 1,8% der Frauen den von der Deutschen Gesellschaft für Ernährung (DGE) empfohlenen Wert von 0,25 mg Vitamin B6/MJ. Trotz häufiger Verwendung von Multivitamin-Präparaten ist die Prävalenz einer suboptimalen Versorgungslage an Vitamin B6 sehr hoch. Auch andere Studien weisen darauf hin, daß die Versorgung mit Vitamin B6 in der Schwangerschaft häufig grenzwertig ist und somit auch der Vitamin B6-Status des Säuglings negativ beeinflußt werden kann. Folglich ist bezüglich dieses Nährstoffes unbedingt eine vermehrte Zufuhr über die Ernährung anzustreben.

Gute Vitamin B6-Quellen sind neben Fleisch und Fisch auch Lebensmittel pflanzlicher Herkunft wie Kartoffel, Bananen, Vollkornprodukte und einige Gemüsearten.“

Aus den dargestellten Daten, die eine teilweise Minderversorgung der österreichischen Bevölkerung bezüglich Vitamin B6 zeigt und aus der Tatsache, daß wir sowohl bei Kindern mit atopischer Dermatitis als auch bei Histamin-intoleranten erniedrigte Vitamin B6-Spiegel fanden, nach deren Behebung sich die klinische Symptomatik besserte, läßt die Vermutung zu, daß hier möglicherweise ein Zusammenhang zwischen Vitamin-Mangel und Erkrankung vorliegen könnte (4).
Dazu könnte auch passen, daß die brasilianische Armee, die im Dschungel tätig ist und dort massiven Moskitostichen ausgesetzt ist, zur Abwehr dieser Stiche den Soldaten Vitamin B6 gibt. Andererseits wissen wir, daß Kinder, die über starke lokale Schwellungen nach Gelsenstichen neigen, wiederholt als Histamin-intolerant identifiziert werden konnten. Bei nachgewiesenem Vitamin B6-Mangel ist in diesen Fällen eine entsprechende Substitution als therapeutische Maßnahme sinnvoll.
Vitamin B6 inhibiert (behindert) die Degranulation von Mastzellen, die zur Histamin-Freisetzung führt (1).
Die Wichtigkeit des Vitamin B6 wird auch deutlich, wenn man sich die Liste der Enzyme, die Vitamin B6-abhängig sind, ansieht. In einem Lehrbuch über Vitamine sind hier 13 Enzyme aufgelistet.

So kann es vorkommen, daß Nahrungsmittel (z. B. Eier), welche Vitamin B 6, aber gleichzeitig auch eine große Menge an Proteinen enthalten (für deren Abbau wiederum Vitamin B6 notwendig ist), letztlich zu einem Vitamin B6-Defizit führen.
Patienten, die ihren Vitamin B6-Bedarf primär auch weiterhin durch die Nahrung decken wollen, geben wir eine entsprechende Liste mit, die den Vitamin B6-Protein koeffizient berücksichtigt (siehe Tab. 25).

Literatur:

1. Gonzales Alvarez R, Garcia Mesa M. Ascorbic acid and pyridoxine in experimental anaphylaxis. Agents and Actions 1981;11:89–93.
2. Biesalski HK, Schrezenmeir J, Weber P, Weiß H (Hrsg.). Vitamine. Physiologie, Pathophysiologie, Therapie. Stuttgart, New York, Thieme, 1997, 467 Seiten.
3. Elmadfa I (Hrsg). Österreichischer Ernährungsbericht 1998. Institut für Ernährungswissenschaften der Universität Wien, 1998, 365 Seiten.
4. Koller DY, Pirker C, Götz M, Jarisch R. Pyridoxine increases IL-1 and ACTH in atopic dermatitis: evidence of a dysregulated interrelation between neuroendocrine and immune systems. J Allergy Clin Immunol 1992;89:721(abstr).

II. Vitamin C und Histamin

Vitamin C ist ein lebenswichtiges Vitamin, das vom menschlichen Organismus nicht synthetisiert werden kann. Vitamin C erfüllt eine Reihe von Funktionen, die hier nicht aufgelistet werden sollen und auch nicht Krankheiten, die bei dessen Mangel auftreten.
Weniger bekannt ist vielleicht, daß zwischen Vitamin C und Histamin eine inverse Funktion besteht, indem hohe Vitamin C-Spiegel zu einer Senkung des Histamins bzw. umgekehrt führen (1).
Die Ratte dient für viele Studien als Modell, um menschliche Erkrankungen nachvollziehen zu können. Wenn Ratten unter Streß geraten, so kann man das an einer erhöhten Histamin-Freisetzung feststellen, und es ist interessant, daß die Ratten innerhalb einer 1/2 Stunde in der Lage sind, Vitamin C – offenbar zum Abbau des Histamins – zu synthetisieren. Aufgrund dieses Mechanismus sind Ratten, die wiederholt Streß ausgesetzt sind leichter in der Lage, diesem zu begegnen (Buske-Kirschbaum, persönl. Mitteilung).
Zufuhr von Vitamin C kann auch bei Meerschweinchen einen erhöhten Histamin-Spiegel normalisieren, wobei die 5-fache Tagesdosis den maximalen Effekt erzielt (2).
Vitamin C führt zu einem oxidativen Abbau von Histamin.
In einer Doppelblind-Placebo-kontrollierten Cross-over-Studie wurde

der akute Effekt von 2 Gramm Vitamin C auf die bronchiale Reaktivität auf inhaliertes Histamin bei 16 Patienten mit allergischer Rhinitis untersucht. Die Behandlung mit Vitamin C zeigt einen signifikanten Anstieg in PC 15 FEV 1, wobei bei Placebo ein Abfall im MEF 50 nach einer Stunde immer noch nachweisbar war. Die Autoren folgern, daß Vitamin C die Erholung der bronchialen Obstruktion, die durch Histamin bedingt ist, beschleunigt (3).
In einer amerikanischen Studie wurden 400 Angehörige eines Spitals zur Beantwortung von 3 Fragen untersucht (4).

Frage 1:

Haben Personen mit einem niedrigen Vitamin C-Spiegel erhöhte Histamin-Plasma-Werte?

Antwort:
Die Studie zeigte, daß Personen mit niedrigen Plasma-Vitamin C-Spiegel hohe Histamin-Werte aufwiesen.

Frage 2:

Ab welchem Vitamin C-Spiegel kommt es zu einer Erhöhung des Histamin-Spiegels?

Antwort:
Der Histamin-Spiegel steigt stetig, wenn der Vitamin C-Spiegel unter 1 mg pro 100 ml liegt und steigt hochsignifikant unter 0,7 mg pro 100 ml.

Frage 3:

Führt oral zugeführtes Vitamin C zu einem Abfall des Blut-Histamin-Spiegels bei Patienten mit suboptimalem Vitamin C-Spiegel.

Antwort:
Der Histamin-Spiegel sinkt deutlich nach der Gabe von 1 Gramm Vitamin C täglich durch 3 Tage.

Die Studie zeigte, dass 137 der 400 getesteten, also 34 %, einen erniedrigten Vitamin C-Spiegel aufwiesen.
Diese Studie ist insofern interessant, als es durchaus bekannt ist, daß Spitalsangehörige ständig unter Streß leiden, so daß hier offensichtlich nur Berufsgruppen, die Streß ausgesetzt sind, zu einem erniedrigten Vitamin C-Spiegel kommen. Dies deckt sich auch mit den Berichten, daß wiederholt aufgewärmte Speisen ihren Vitamin C-Gehalt verlieren,

ist aber auch unter dem Aspekt zu beurteilen, daß der österreichische Ernährungsbericht 1998 für die gesamte österreichische Bevölkerung keinen wesentlichen Vitamin C-Mangel im Durchschnitt aufweist. Praktisch bedeutet dies, daß Personen, die ständig unter Streß stehen, ihren Vitamin C-Spiegel kontrollieren sollten und bei entsprechendem Mangel eine Substitution durchführen.

Streß kann zu einem erhöhten Histamin-Spiegel führen (5).

Obwohl teilweise nur wenig Daten vorliegen, ist interessant, daß Hofbauer im Jahr 1926 bereits berichtete, daß Injektionen von Histamin bei Meerschweinchen und Katzen eine vorzeitige Plazenta-Lösung verursachten. Kapeller und Adler berichteten im Jahr 1949, daß im Serum von Schwangeren die „Histaminase-Aktivität" (= Diaminoxidase) bei Frauen mit Präeklamsie erniedrigt war.

Bei der Beurteilung der beschriebenen Daten fällt auf, daß es ja bekannt ist, daß Schwangere, die akutem Streß ausgesetzt sind, leichter ihr Baby verlieren, und daß Personen, die chronischem Streß ausgesetzt sind, seltener eine Schwangerschaft austragen. Obwohl mir diesbezüglich keine exakten Studien bekannt sind, wäre es dennoch eine einfache Maßnahme bei gefährdeten Personen entsprechende Vitamin C-Spiegel messen zu lassen und bei Mangel für eine Substitution zu sorgen.

Literatur:

1. Johnston Carol S. The Antihistamine Action of Ascorbic Acid. Subcellular Biochemistry, Volume 25, Plenum Press, New York, 1996.
2. Nandi B.K, Subramanian N, Majumder A.K, Chatterjee I.B. Effect of ascorbic acid on detoxification of histamine under stress conditions. Biochemical Pharmacolgy, Vol. 23, Pergamon Press, pp 643–647, 1974.
3. Bucca C, Rolla G, Oliva A, Farina J.C. Effect of vitamin C on histamine bronchial responsiveness of patients with allergic rhinitis. Ann Allerg 1990;65:311–314.
4. Alan C, Clemetson B. Histamine and ascorbic acid in human blood. J Nutr 1980;110:662–668.
5. Natarajan S, Biplab, Amal K.M, Indu B.C. Role of L-ascorbic acid on detoxification of histamine. Biochemical Pharmacology, Vol. 22, pp. 1671–1673, Pergamon Press, 1973.

Stichwortverzeichnis

I

J

K

L

M

N

O

P

R

S

T

U

V

W

Z

Notizen

Notizen